이제 당신도
올바르게
먹어야 합니다

KB053166

이제 당신도 올바르게 먹어야 합니다

2024년 2월 21일 개정판 1쇄 인쇄
2024년 2월 28일 개정판 1쇄 발행

지은이 | 배현
펴낸이 | 이종춘
펴낸곳 | (주)첨단

주소 | 서울시 마포구 양화로 127 (서교동) 첨단빌딩 3층
전화 | 02-338-9151
팩스 | 02-338-9155
인터넷 홈페이지 | www.goldenowl.co.kr
출판등록 | 2000년 2월 15일 제2000-000035호

본부장 | 홍종훈
편집 | 오누리, 한슬기
교정·교열 | 고흥준, 김윤지
전략마케팅 | 구본철, 차정욱, 오영일, 나진호, 강호묵
제작 | 김유석
경영지원 | 이금선, 최미숙

ISBN 978-89-6030-626-4 13510

BM 황금부엉이는 (주)첨단의 단행본 출판 브랜드입니다.

황금부엉이에서 출간하고 싶은 원고가 있으신가요? 생각해 보신 책의 제목(가제),
내용에 대한 소개, 간단한 자기소개, 연락처를 book@goldenowl.co.kr 메일로 보
내주세요. 집필하신 원고의 일부 또는 전체를 함께 보내주시면 더욱 좋습니다. 책
의 집필이 아닌 기획안을 제안해 주셔도 좋습니다. 보내주신 분이 저 자신이라는
마음으로 정성을 다해 검토하겠습니다.

병원과 제약회사로부터 듣지 못한 약의 효능과 부작용, 복용법까지
현직 약사가 친절히 알려드려요

이제 당신도 올바르게 먹어야 합니다

배현(You Tube '배현약사링거TV')

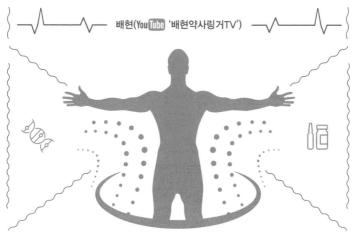

BM 황금부엉이

이 책은 〈헬스경향〉에 연재했던 「배현 약사의 약 부작용 이야기」
의 내용을 다듬고 새로운 정보를 추가해 재구성한 것입니다. 연재를
하면서 일반 의약품을 조명하는 일은 어느 정도 성과를 거두었다고
생각했는데, 병원 처방약은 다소 소홀했던 것은 아니었나 하는 아쉬
움이 늘 남아 있었습니다. 환자에게 약물 부작용에 대해 설명하고 상
담했던 이야기를 추가하면 좀 더 다양하고 깊은 정보를 제공할 수 있
겠다는 생각이 들기도 했지요.

약국에서 판매하는 약은 크게 의사 처방 없이도 구입할 수 있는 일
반 의약품과 의사 처방이 있어야만 살 수 있는 전문 의약품으로 나뉩
니다. 우리가 약을 복용할 때는 기대하는 효과가 있습니다. 하지만
항상 원하는 효과만 나타나는 것이 아닙니다. 원치 않는 효과가 나타
나기도 하는데, 이를 '부작용'이라고 합니다.

부작용이 나타나는 이유는 인체 시스템이 복잡하기 때문입니다.
복잡한 인체 시스템에 비해 시스템을 조절하는 물질은 상대적으로
다양하지 않아요. 흔히 복용하는 콧물약인 페니라민정을 예로 들어
볼게요. 페니라민정의 주성분인 클로르페니라민말레산염은 알레르

기 반응을 일으키는 면역체의 히스타민 수용체에 작용하여 콧물을 줄여 줍니다. 이게 우리가 기대하는 효과지요. 하지만 이 성분은 뇌에 있는 히스타민 수용체에도 작용하고, 자율 신경계에도 작용합니다. 이 때문에 콧물약을 먹으면 졸리고, 입이 마르며, 소변을 보기 불편해지는 등의 증상이 나타나는 것입니다.

많은 사람들이 '부작용'을 '유해한 작용'이라는 뜻으로 생각하는 경향이 있습니다. 앞에서 소개한 콧물약의 경우처럼 몸에 불편함을 주는 등 좋지 않은 현상을 동반하는 것이 일반적이기 때문에 이런 인식이 크게 잘못된 것은 아닙니다. 하지만 '부작용_{副作用}'의 실제 의미는 본래 약효가 의도했던 것과 다른(副次的) 방식으로 작용하는(作用) 현상을 뜻하는 말입니다. 이를 줄인 말이 '부작용_{副作用}'이고 영어권에서도 'side effect'라는 말로 표현하고 있습니다. 우리가 흔히 '부작용'을 '유해'와 같은 의미로 생각하는 것과는 차이가 있는 셈이죠.

비아그라는 원래 심장약을 개발하려던 것이었는데 부작용 때문에 발기 부전 치료제로 용도가 바뀌었다는 이야기는 잘 알려져 있지요. 혈전 예방약으로 쓰이는 아스피린프로텍트도 소염, 해열을 위한 진통제인 아스피린에서 출발한 것이고, 탈모 치료제인 프로페시아나 로게인도 부작용으로 나타났던 약효를 전용하여 다른 목적을 가진 치료제가 된 예입니다.

이처럼 기대하지 않았던 효과, 즉 부작용이 다른 약효를 발휘하여 획기적인 치료제가 된 예는 많이 있습니다. 부작용이 무조건 나쁜 것만은 아니라는 뜻입니다. 하지만 이런 장점이 있다고 해도 부작용은 예측이 가능한 범위 안에서 작용해야 하는 의학 시스템에서는 피해야 하므로 제약 회사들은 부작용을 줄이기 위해 많은 노력을 기울이고 있습니다.

우리나라 성인은 하루 평균 약 세 알 정도의 약을 복용할 정도로 약 소비량이 많습니다. 그만큼 부작용에 많이 노출되어 있을 텐데도 이에 대한 보고율은 아직 낮은 수준에 머물고 있지요. 그나마 다행스러운 것은 부작용 보고의 중요성을 병원과 약국에서 인식하면서 보고 사례가 늘고 있다는 것이에요. 하지만 '소비자 보고율'은 오히려 줄고 있다는 걱정스러운 기사도 있습니다.

약사인 저는 일반 의약품을 판매하거나 처방 약품을 조제하면서 용량 및 복약 시간뿐 아니라 약의 부작용과 부작용 발생 시 대처 방법 등을 환자에게 알리기 위해 노력하고 있어요. 또 음식과 약의 상호 작용 등에 대해서도 상담을 해 드리고 있지요. 이것을 '복약 지도'라고 합니다.

약사로서 걱정스러운 것은 많은 사람들이 약물 부작용이 나타났는데도 이를 모르고 계속해서 약을 먹거나, 불편하다는 등의 이유로 복용을 중단하는 경우가 있다는 점입니다. 부작용이 있는데도 약을 계속 먹는다면 약으로 인해 오히려 다른 질병이 생길 수 있겠지요. 또 약을 임의로 중단하면 치료가 원활하지 않을 수 있어요. 따라서 어떤 약을 복용하든 원하는 효과를 잘 알아 둘 필요가 있습니다. 만약 그 효과와 관계없는 반응이 나타난다면 바로 의사나 약사와 상의해야 합니다.

저는 이 책을 통해 약의 부작용과 올바른 복용법 등 일반인이 알기 쉽지 않은 약의 세계에 대해 이야기해 보려고 합니다. 한국인이 쉽게 접하는 약의 효능과 부작용 이야기, 『이제 당신도 올바르게 먹어야 합니다』를 이제부터 시작합니다.

2장

약을 먹었더니 어지럽고 잠이 안 와요
신경·정신 관련 증상

3장

약을 먹었더니 두드러기가 났어요
피부 관련 증상

6장

약을 먹었더니 불편한 점이 생겼네요
기타

일러두기

- 본문에 나오는 사람 이름은 모두 가명이고, 내용 이해를 돕기 위해 대화 내용을 재구성한 경우도 있습니다.

- 특정 상품명은 독자의 이해를 돕기 위해 임의로 선정한 것일 뿐, 이것이 대표성을 갖는 것은 아니며 특정 부작용을 유발하는 것과 상품명은 상관이 없습니다.

- 검색과 정보 이용 편리를 위해 성분명과 상품명은 「외래어표기법」을 적용하지 않고 '식품 의약품 안전처' 의약품 통합 정보 시스템인 '의약품 안전 나라(https://nedrug.mfds.go.kr)'에 고시된 표기를 따랐습니다.

- 약과 성분·제조사가 병기되는 경우, 다음처럼 색을 넣어 구분했습니다.
  - ● 약품명   ● 성분명   ● 제조사

- 의약품 사진은 각 제약사의 웹사이트에서 가져왔습니다.

1장

약을 먹었더니
속이 불편해요

위장 관련 증상

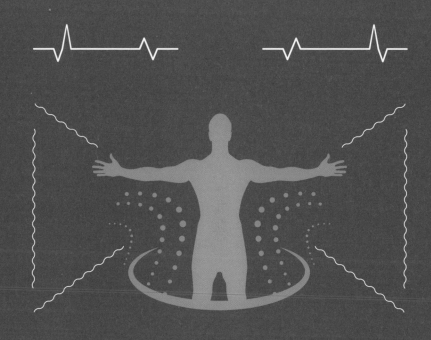

항생제를 먹었더니
입맛이 변했어요

약사   김은호 님, 증상은 많이 좋아지셨어요?

손님   잘 모르겠어요. 이번 기침은 아주 오래가네요. 그래도 이번에 먹은 약은 좀 나은 것 같아요.

약사   지난번에 항생제가 바뀌었던데, 그것으로 효과를 보신 것 같아요. 약 드시면서 불편한 점 없으셨어요?

제 질문을 듣는 순간 환자의 얼굴이 일그러졌습니다.

손님   약을 먹었더니 입이 소태처럼 쓰고, 입맛이 뚝 떨어졌어요. 정말 약을 먹었다고 이럴 수가 있나 싶더군요. 괴로워 혼났어요.

약사   네, 드셨던 클래리시드^{클래리트로마이신, 한국애보트}는 그런 부작용이 나타날 수 있는 항생제예요. 증상이 심하다면 의사와 상의한 후 약을 변경해야 합니다.

항생제는 크게 세균을 직접 죽이는 살균제殺菌劑와 세균 증식을 막는 정균제靜菌劑로 나뉩니다. 클래리시드는 마크로라이드계 항생제로 세균의 단백질 합성을 억제해서 세균 증식을 막는 정균제입니다. 광범위한 세균에 효과를 보이므로 일차 선택 항생제가 듣지 않는 인후염, 편도염, 부비동염, 기관지염, 폐렴, 중이염 등에 사용되며, 아목시실린, 프로톤 펌프 저해제PPI와 함께 헬리코박터 제균 요법에 사용되기도 합니다.

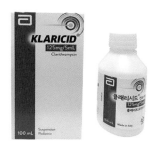

마크로라이드계 대표 항생제 클래리시드

이 계통의 약을 복용한 후 나타나는 부작용으로는 복통, 설사, 소화 불량, 울렁거림, 구토 등이 있습니다. 설사나 변비는 장내 세균총細菌叢, 특정 부위에 모여서 서식하는 세균의 집합체이 손상받기 때문에 나타나는 일반적인 항생제 부작용이고, 복통이나 울렁거림, 구토는 마크로라이드계 항생제가 위장관에 작용해서 나타나는 특이 부작용입니다. 이런 부작용을 유발하는 약으로는 클래리시드 외에도 지스로맥스아지트로마이신 수산화물, 한국화이자, 루리드록시트로마이신, 한독 등이 있습니다.

그런데 이보다 주목해야 할 부작용이 있습니다. 그것은 바로 미각장애입니다. 혹시 약을 복용한 후 입이 쓰고 입맛이 뚝 떨어져 고생한 적 있으셨나요? 물론 입에서 약이 녹아 쓴맛이 느껴질 수도 있겠지만, 시간이 지나도 사라지지 않거나 평소에 먹던 음식이 다른 맛으로 느껴진다면 그것은 약물 부작용일 수 있습니다.

혀에 있는 미뢰에는 맛 수용기 세포가 있습니다. 맛 수용기에 미각 자극 물질이 결합하면 미각 신경을 통해 뇌로 자극이 전달되어 맛을 느끼게 되는 것입니다. 인간이 느끼는 다양한 맛은 '짠맛, 단맛, 신맛, 쓴맛, 감칠맛' 다섯 가지 맛의 조합이에요. 그런데 입안에 감염증이 생기거나 안면 신경 마비^{벨 마비} 같은 요인이 생기면 맛을 느끼지 못할 수 있어요. 또 틀니나 치아 교정기 같은 구강 장치를 끼는 경우에도 그럴 수 있지요. 치과 치료, 노화, 약물 복용 등으로 인한 미각 신경 둔화나 입안 상태 변화 등도 미각 장애를 일으키는 요인입니다.

이처럼 복용 후 미각 장애를 일으키는 약물들은 미뢰를 손상시키는 항암제, 삼환계 항우울제, 구강을 건조시키는 항히스타민제나 교감 신경 흥분제, 혈압약 등이 있습니다. 또 아연 결핍을 유도해 미각 세포를 손상시키는 약들도 있는데 대표적인 것으로는 혈압약 카프릴정^{캅토프릴, 보령제약}, 파킨슨병약 마도파^{레보도파, 한국로슈}, 이뇨제 라식스^{푸로세미드, 한독} 등이 있지요. 약 자체에 쓴맛이 강한 경우도 있는데 이모반^{조피클론, 한독}, 라제팜^{플루니트라제팜, 환인} 같은 수면제 등도 미각에 큰 영향을 끼칩니다. 페니실린계, 퀴놀론계, 마크로라이드계 항생제들도 미각 장애를 유발하지요.

하지만 미각에 영향을 미치는 약물은 250종류가 넘고, 그 기전이 정확하게 알려져 있는 것은 일부에 지나지 않습니다. 이렇게 많은 약들 중 마크로라이드계 항생제를 주목해야 하는 이유는 미각 장애 발생률이 높은 데다 미각을 회복하는 데 한 달 넘게 걸리기도 하기 때문입니다. 드물기는 하지만 환자 중 일부는 미각을 완전히 잃어버리기도 합니다.

맛은 식욕과 깊은 관련이 있기도 하지만 신체 방어 기전이기도 합니다. 어떤 음식을 먹었을 때 쓴맛이 난다면 우리 몸은 이것을 위험 물질이라는 뜻으로 해석하고 위장관 신경에 작용해 메스꺼움을 유발하거나 흡수를 늦추게 합니다. 문제는 미각 장애가 식욕을 떨어뜨리는 것에 있습니다. 식욕 저하는 체중 감소, 체력 저하, 우울증 등을 유발해 회복을 더디게 하고 삶의 질에도 큰 영향을 미칩니다.

마크로라이드계 항생제가 입맛을 변화시키는 이유는 정확하게 알려져 있지 않습니다. 단, 마크로라이드계 항생제 자체가 쓴맛이 강하며, 미각 신경 쪽에 직접 작용하여 미각 장애를 일으키는 것으로 추측하고 있지요. 마크로라이드계 항생제는 효능이 뛰어나 널리 쓰이고 있으나 청각 및 후각 손실을 일으키고 정신 장애를 일으키는 신경 독성 물질이기도 합니다. 이 때문에 미각 신경에도 작용해 미각 장애를 유발할 가능성을 높게 만듭니다. 그러므로 마크로라이드계 항생제를 복용하고 난 뒤 나타나는 미각 장애는 절대 쉽게 생각해서는 안 됩니다. 입맛의 변화는 개인차가 크며 다른 사람은 알 수 없기 때문에 부작용에 대한 심각성을 환자 스스로 인지하고 있어야 합니다. 만약 약물 복용 후 입맛 변화가 심하다면 의사와 상의해 주세요. 경우에 따라 약물을 변경하거나 용량을 조절해야 합니다.

마지막으로 「클래리트로마이신에 의해 유발된 미각과 후각 영구 손상Permanent Taste and Smell Disorders Induced by Clarithromycin」 리포트에 실린 내용

을 인용하면서 마무리하겠습니다.

"약물 때문에 예기치 않게 미각을 잃거나 후각 장애를 겪을 수 있다. 의사는 이런 부작용이 삶의 질을 떨어뜨리고 영구적인 감각 상실을 일으킬 수 있다는 점을 충분히 고려해야 한다. 또 부작용 가능성이 있는 약을 처방할 때는 더 세심한 주의를 기울이고, 불필요한 항생제 사용을 삼가야 한다."

모든 약물은 부작용이 있습니다. 약 복용 후 나타나는 조그마한 신체 변화라도 놓치지 마세요. 사소한 듯 보이는 부작용이 자칫 몸에 큰 손상을 줄 수 있습니다.

기침 시럽을 먹었더니
변비가 왔어요

손님   약사님, 저 변비약 하나만 주세요.

약사   안녕하세요. 장하나 님, 원래 변비가 있지는 않으셨잖아요. 갑자기 변비가 생겼나요?

손님   네, 이번 기침이 정말 독한가 봐요. 기침도 잘 안 떨어지더니 변비도 같이 왔네요. 사흘째 화장실을 못 가니 속이 너무 답답하고 죽겠어요.

장하나 님은 지난번 유행했던 A형 독감에 걸렸습니다. 약을 복용하고 독감은 치료되었는데, 합병증으로 인해 기관지염이 생겨 고생하는 중이었죠.

약사   그래요? 혹시 지난번 오셨을 때 받은 처방약을 드시고부터 변비 증상이 생긴 건 아닌가요?

손님   맞아요. 기침이 잘 멎지 않아서 물약을 더 주셨는데……. 그러고 보니 그걸 먹고부터 변비가 온 거 같아요.

약사   제가 약 드리면서 졸리거나 어지러움, 변비가 올 수 있다고 말씀 드렸는데, 잊으셨어요?

손님   그랬나요? 약 때문에 변비가 올 수 있어요? 급하게 약을 받아서 가느라 흘려들었나 봐요.

약사   네, 지금 변비는 지난번 추가된 코푸시럽 때문일 거예요. 증상이 심하시다니 의사 선생님과 상의하셔서 약을 바꾸거나 용량을 줄이셔야 할 것 같네요.

손님   원인 모를 변비가 생겨서 걱정했었는데 약 때문이라니……. 그래도 다행이네요. 병원에 가서 상의해 봐야겠어요.

코푸시럽은 오랜 기간 동안 사랑받아 온 기침 가래약으로, 기침 억제 효과가 있는 덱스트로메토르판브롬화수소산염수화물이 주성분인 갈색의 코푸시럽에스와 디히드로코데인타르타르산염이 주성분인 핑크색 코푸시럽이 있습니다. 코푸시럽에스는 일반 의약품이기 때문에 처방 없이 구매가 가능하고, 코푸시럽은 전문 의약품이기 때문에 의사 처방이 있어야 구매할 수 있습니다. 오늘 말씀드릴 약은 바로 전문 의약품인 핑크색 코푸시럽입니다.

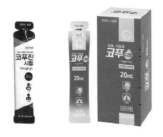

디히드로코데인타르타르산염이 포함된 기침 가래 시럽인 코푸시럽

코푸시럽에 들어 있는 디히드로코데인타르타르산염은 마약 성분입니다. 마약 성분이라고 너무 놀라지는 마세요. 코푸시럽은 한외 마약限外痲藥으로 분류되어 있습니다. 한외限外는 '한정된 범위 바깥쪽'이라는 뜻으로, 한외 마약은 신체적 또는 정신적 의존성을 일으키지 않고, 다른 약물이나 물질과 혼합하여 새로운 마약으로 다시 제조하거나 제제할 수 없는 마약을 말합니다. 즉, 코푸시럽에 포함된 디히드로코데인타르타르산염만 추출해 마약으로 만들 수 없으며, 자주 먹는다 하더라도 의존성이 생기지 않아요. 하지만 기침을 완화시키는 원리는 모르핀계 마약과 같습니다.

대뇌 연수 부위는 기침, 재채기, 침 분비 반사에 관여하며 호흡을 조절해요. 디히드로코데인타르타르산염은 바로 대뇌 연수 부위를 억제해 기침을 완화시키지만, 중추 억제에 대한 부작용도 있어서 복용 시 주의가 필요합니다. 특히 12세 미만 아이들의 경우 과도하게 호흡이 억제될 수 있기 때문에, 식품 의약품 안전처는 2018년 1월부터 위험 연령군에는 처방하지 않도록 지침을 바꾸었습니다. 이에 따라 제조사는 약품 설명서를 변경했고, 의사들도 12세 미만 유소아에게는 처방하지 않고 있습니다. 그뿐만 아니라 코푸시럽에 함께 들어 있는 클로르페니라민말레산염은 뇌로 이동할 수 있는 항히스타민제입니다. 두 성분이 복합 작용을 일으키면 과도한 졸음이나 어지러움, 진정 작용을 유발할 수 있기 때문에 코푸시럽을 복용하고 나서는 운전이나 정밀한 작업 등은 피하는 것이 좋습니다.

흔하지는 않다고 하지만 코푸시럽을 복용하고 변비가 오는 경우도 있습니다. 특히 평상시 변비가 있던 환자의 경우 더욱 심한 증상을 호소합니다. 이것은 디히드로코데인타르타르산염이 장 근육 신경에 작용해서 장운동성을 감소시키며, 항문 괄약근의 배변 반사 억제 작용을 일으키기 때문입니다. 만약 환자가 이런 부작용을 알고 있다면 약 용량을 줄이거나 복용을 중단함으로써 불편한 증상을 해소할 수 있겠지만, 모르는 상태에서 변비약을 임의로 복용한다면 또 다른 부작용이 추가로 발생할 수 있겠지요. 특히 장운동성이 떨어진 상태에서 팽창성 하제^{설사약}를 복용하게 되면 장폐색이 올 수도 있기 때문에 무서운 것입니다.

많은 가정에서 약이 남으면 이를 버리지 않고 보관했다가 다시 복용하거나, 넉넉하게 처방을 받아 상비약으로 사용하는 경우가 종종 있습니다. 하지만 앞에서 설명을 드린 것처럼 코푸 시럽은 중추 신경계인 대뇌 연수 부위에 작용해 기침을 강력하게 억제합니다. 만약 기침의 원인이 기관지나 폐에 발생한 질환 때문이라면 증상을 더욱 악화시킬 수 있어요. 또 기관지 평활근을 직간접적으로 수축시키기 때문에 천식을 악화시킬 수도 있지요. 전문 의약품을 증상에 따라 임의로 복용하는 것은 아주 위험한 행동입니다. 반드시 의사의 정확한 진단과 처방에 따라 사용해야 합니다. 또 약이 남더라도 아까워하지 마시고 약국 등 지정된 장소에 폐기하여 주십시오.

변비를 유발하는 약물은 코푸시럽 말고도 다양합니다. 만약 병원에서 처방받은 약을 드시고 변비가 생겼다면 혼자 해결하려 하지 말고 꼭 약사, 의사와 상의해 주세요. 화장실을 가지 못한다고 변비약을 함부로 드시면 안 됩니다.

디히드로코데인타르타르산염 함유 처방 약물들

- **시럽제**

코푸시럽 유한양행	비알코시럽 보령바이오파마	코담시럽 제이더블유신약
코대원포르테시럽 대원제약	코데날시럽 삼아제약	코푸진시럽 코오롱제약
코프원시럽 현대약품	투윈에취시럽 경동제약	제로코푸시럽 일성신약
코프난시럽 에이프로젠제약	코디프로시럽 영진약품	코디캄에스시럽 휴온스

- **정제**

코푸정 유한양행	코데날정 삼아제약	코대원정 대원제약
코데닝정 종근당	코덴스정 메디카코리아	코데잘정 삼성제약

가스가 차는 것이
소화 불량이 아니라 약 때문이라고요?

손님 약사님 소화제 하나 주세요.

50대 중년 남성인 김영강 님은 특별히 어디가 아픈 곳이 있는 것은 아니지만, 대사성 질환으로 2~3개월에 한 번 정도 병원과 약국을 다니고 있습니다. 그런데 최근 나이 탓인지 소화가 잘 안 되는 것 같다면서 자주 약국에 들르고 있습니다.

약사 음식을 잘못 드셨어요?

손님 특별히 그런 것은 없었는데, 근래에 속이 별로예요. 가스가 자꾸 차네요.

약사 김영강 님, 내과 다니시잖아요? 병원에는 말씀 안 해 보셨어요?

손님 지난달에 내시경도 받았는데 별 이상은 없다 하더라고요. 그런데 자꾸 이러네요.

약사 가스를 제거하는 데에는 시메티콘 성분이 포함된 소화제가 좋아요. 일단 이 성분이 포함된 소화제를 드려 볼게요.

이틀 후 김영강 님은 다시 약국에 방문하셨습니다. 여전히 표정이 좋지 않으셨어요.

손님   약사님, 소화제 하나 더 주세요. 약을 먹을 때는 가스가 좀 없어 지는데, 안 먹으면 다시 차요.

약사   이상하네요. 드시는 내과 약 중에 혹시 뭐 바뀐 거 있나요?

손님   아, 바로 전에 당뇨약이 좋은 게 있다고 해서 바꿔 주셨어요. 자 누……, 뭐라고 했던 것 같은데…….

약사   아, 자누메트요?

김영강 님은 아마릴정, 자누비아, 글루코파지(250mg)를 드시고 계셨는데, 바뀐 처방은 아마릴엠정, 자누메트였습니다. 메트포르민염 산염이 하루 250mg에서 1000mg으로 늘었죠.

약사   김영강 님, 가스가 차는 건 당뇨약 때문일 수도 있어요. 내과 선 생님과 상의해 보셔야 할 것 같아요.

손님   그래요? 당장 가 봐야겠네요.

며칠 후 재방문한 김영강 님 표정이 밝아 보입니다.

손님   약사님, 병원 가서 말했더니 용량을 조절해 주셨어요. 약을 바 꿨더니 가스 차는 게 없어졌네요. 고마워요.

글루코파지정과 다이아벡스정은 아주 오랫동안 쓰인 혈당 강하제로, 이 약들에 포함된 메트포르민염산염은 간에서 당이 새로 생성되는 것을 방지하고 위장관에서 흡수하는 당을 억제하는 역할을 합니다. 또 말초 조직에서 당을 적절히 이용할 수 있도록 촉진하는 작용도 하고 있어요. 그래서 당뇨뿐 아니라 과체중과 비만을 치료하는 약으로도 사용하지요. 당뇨약은 인슐린을 분비해 혈당을 조절하는 역할을 하는데, 만약 약이 인슐린을 과도하게 분비하게 되면 저혈당을 일으키게 되겠지요. 하지만 메트포르민염산염은 그럴 염려가 적어서 혈당 조절이 되지 않는 환자에게 가장 먼저 사용하는 약이기도 합니다.

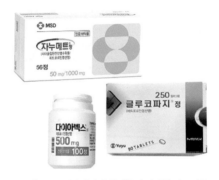

메트포르민염산염이 주성분인 다양한 당뇨약들

미국의 유명 약사 수지 코헨은 『24시 당뇨 관리』라는 책에서 메트포르민염산염을 근육 자석muscle magnet 이라고 표현했어요. 메트포르민염산염은 근육을 인슐린에 민감하게 만드는데, 이것이 마치 혈액 속 당분을 끌어당기는 듯한 역할을 하기 때문에 쓴 비유이지요. 이 말을 조금 더 쉽게 풀어 쓰면 근육이 당분을 더 많이 사용하도록 만들어 주는 것이라고 할 수 있어요.

그런데 이처럼 효과가 좋은 메트포르민염산염도 치명적인 단점이 있습니다. 그건 젖산 산증을 유발할 수도 있다는 점이에요. 젖산 산증은 젖산이 증가해서 혈액 내 산과 염기의 평형이 깨진 상태를 말해요. 3만 명 중 1명 정도에서 나타날 정도로 희소한 경우이기는 하지만, 이 증상이 나타나면 생명이 위험할 수도 있기 때문에 세심한 주의가 필요합니다.

예전에 당뇨약을 만들 때 쓰던 성분으로는 펜포르민이 있습니다. 하지만 펜포르민은 젖산 산증을 유발하는 빈도가 높았고 이 때문에 많은 사람들이 사망하면서 사용이 금지되었어요. 그 이후 메트포르민염산염을 주성분으로 하는 혈당 강하제가 등장하면서 젖산 산증 유발 확률을 획기적으로 낮췄고, 이후 당뇨병 1차 선택 약으로 광범위하게 쓰이게 되었습니다. 최근에는 메트포르민염산염이 젖산 산증과 관련이 없다는 연구 결과가 나오기도 했는데, 아직까지는 위험성을 완전히 배제할 수는 없으므로 주의가 필요합니다.

젖산은 신체 활동 등을 통해 생성되는 대사 물질입니다. 주로 무산소 운동을 할 때 만들어지는데, 근육에 젖산이 많이 쌓이면 근 피로도가 증가하고 근육통이 생기기도 하지요. 이렇게 생성된 젖산은 간과 신장에서 제거됩니다.

메트포르민염산염이 젖산 생성 증가와 대사를 억제하는 작용에 관여하기 때문에 세심한 관찰이 필요합니다. 만약 혈액 중 젖산 농도가 높아지면 산증이 유발될 수 있으니까요. 산증의 대표적인 증상으로는 근육 통증, 피로감, 졸림, 식은땀 등을 들 수 있는데 이런 증상이 나타나면 즉시 약 복용을 중단하고 병원을 찾아야 합니다. 신장이나 간, 폐 질환이 있는 경우 위험성은 더욱 높아질 수 있습니다. 특히 엑스레이X-Ray나 시티CT 같은 영상 진단 검사를 위해 조영제 사용 시 메트포르민염산염 배설이 억제되어 혈중 농도가 높아질 수 있으므로 주의해야 합니다. 또 메트포르민염산염 복용 중에 위장약, 이뇨제, 강심제, 항생제 등을 같이 먹게 되면 메트포르민염산염 농도가 증가할 수 있으므로, 꼭 의사나 약사에게 해당 약물 복용 사실을 말씀해 주셔야 합니다.

한편, 위장관계 부작용은 10명 중 2~3명에게서 나타날 정도로 흔합니다. 구역, 구토, 식욕 부진, 설사, 속 쓰림, 복통 등이 잘 알려져 있어요. 하지만 가스가 차는 증상이 부작용인 것을 모르고 있는 경우가 많은 것 같습니다. 이는 다른 위장 장애보다 증상이 경미하고, 일상적으로도 흔히 나타나기 때문에 약물 부작용이라고 생각하지 못하기 때문인 듯합니다. 한 조사에 의하면 메트포르민염산염 복용 후 위장 장애 환자 35%가 팽만감을 느낀다고 하니 생각보다 자주 발생하는 증상임을 알 수 있습니다. 메트포르민염산염이 위장 장애를 유발하는 원인은 장내 세로토닌 분비 자극, 인크레틴과 포도당 대사 변화, 담즙산 흡수 장애, 장내 정상 세균총 변화 등에 의한 것이라고 추측하고 있지만, 아직 정확한 이유는 알지 못합니다.

다만, 이런 부작용들은 메트포르민염산염 용량이 많을 경우에 나타나기 때문에 용량을 줄이면 사라질 수 있습니다. 요즘에는 메트포르민염산염 단일 성분보다 기전이 다른 혈당 강하제, 또는 콜레스테롤 저하제가 포함된 복합제를 많이 사용하고 있습니다. 그런데 이런 약에는 얼마만큼의 용량이 함유된 것인지 알기 어렵기 때문에 자칫 메트포르민염산염 복용량이 많아질 수 있습니다. 김영강 님 역시 두 가지 약을 함께 드시면서 메트포르민염산염 복용량이 처음보다 많아졌고, 소화 불량인 줄 알았던 가스 차는 부작용은 이 때문에 나타난 것이라고 볼 수 있겠습니다.

다음 페이지에 메트포르민염산염을 함유하고 있는 복합제를 정리해 놓았습니다. 만약 당뇨약을 복용 중이시라면 꼭 확인해 주세요. 또 위장 장애 증상이 있다면, 메트포르민염산염 함유 제제는 되도록 식후 즉시 복용하는 것으로 바꿔 보세요. 증상이 훨씬 줄어들 수 있습니다.

메트포르민염산염을 복용하면서 또 한 가지 주의할 사항은 약물 복용으로 인해 몸에 있는 영양소가 소모된다는 것입니다. 영양소 결핍을 일으키는 약물을 드러그 머거 drug mugger 라고 부르는데, 머거는 강도強盜라는 뜻이니까 적절한 별칭인 셈이지요. 수지 코헨은 메트포르민염산염 복용과 관련하여 "코엔자임Q10, 엽산, 비타민B12, 프로바이오틱스를 고갈시켜 간 손상, 혼미, 의기소침, 신경 장애, 근육 경련, 기억 상실, 구순염, 설사 또는 변비, 곰팡이 감염, 피로, 고혈압, 심장질환과 발작 등 위험성이 높아질 수 있다."라고 지적하면서, "메트포르민염산염 복용 시 해당 영양소 섭취를 고려해야 한다."라고 말했습니다. 특히 비타민B12의 감소로 인해 빈혈, 신경병증 등이 일어날 수 있기 때문에 꼭 추가로 보충하시길 바랍니다.

• **혈당 강하제**

모두 메트포르민염산염이 포함되어 있고, 위 첨자는 또 다른 성분임

가브스메트정 빌다글립틴   가드메트정 아나글립틴

글루코반스정 글리벤클라미드   글루파콤비정 글리클라지드

네시나메트정 알로글립틴   다이아엠정 미티글리니드칼슘수화물

듀비메트서방정 로베글리타존황산염   레파넘엠정 레파글리니드

보그메트정 보글리보스   슈가메트서방정 에보글립틴타르타르산염

아마릴엠정 글리메피리드   액토스메트정 피오글리타존염산염

자누메트정 시타글립틴인산염수화물   자디앙듀오정 엠파글리플로진

제미메트서방정 제미글립틴타르타르산염 직듀오서방정 다파글리플로진프로판디올수화물

콤비글라이즈서방정 삭사글립틴수화물 테넬리아엠서방정 테네리글립틴브롬화수소산염수화물

트라젠타듀오정 리나글립틴   파스틱메트정 나테글리니드

• **이상 지질 혈증 치료제**

로수메트서방정 로수바스타틴칼슘   리피메트서방정 아토르바스타틴칼슘수화물

항생제 복용 후 나타나는
설사를 무시하면 안 돼요

손님 약사님, 진서한테 먹일 유산균제 하나 추천해 주세요.

약사 어머님, 안녕하세요. 원래 복용하던 제품이 있었나요?

손님 아니요, 그동안 먹지 않았는데 좀 먹여 보려고요.

진서는 3세 여자아이입니다. 평소 밥도 잘 먹고 성장도 평균을 유지하는 건강한 아이예요. 진서 어머님은 제가 전에 유산균제를 권했을 때는 미적지근한 반응을 보였던 적이 있는데, 갑자기 유산균제를 찾는 이유가 궁금해졌습니다.

약사 진서가 요즘 어디 불편한가요? 프로바이오틱스_{유산균} 등는 다양한 균종에 특성이 각기 달라서 불편한 점에 맞춰 선택하는 것이 좋거든요.

손님 아이가 요새 변을 묽게 보고 있어요. 방송에서 보니 유산균제를 먹이면 좋다고 하더라고요.

약사 유산균제는 장 상태를 개선하기 때문에 도움을 줄 수 있을 거예요. 하지만 갑자기 그런 증상이 나타난 데에는 이유가 있을 수 있어요. 혹시 지금 먹고 있는 약이 있나요?

손님　네, 중이염 때문에 이비인후과 약을 열흘째 먹고 있어요. 그것 때문에 그럴 수 있나요?

약사　복용 중인 약 이름이 뭐예요?

손님　잘 기억이 나진 않는데, 항생제가 들어 있다고 했어요.

약사　그럼 항생제 때문에 그럴 수 있어요. 아이가 약을 복용한 후 설사가 있다고 병원에 말씀하셨나요?

손님　아뇨, 설사가 심한 건 아니라서 따로 말하진 않았어요.

약사　사람에 따라 항생제를 복용하고 나타나는 반응은 다르거든요. 만약 약 복용 후 설사를 했다면 병원에 말씀하셔서 조치를 받으셔야 해요. 그래도 프로바이오틱스 복용은 도움이 되니 제가 적당한 제품을 추천해 드릴게요.

　환절기가 되면 면역력이 떨어지고, 단체 생활을 하는 아이들은 감기에 많이 걸리게 됩니다. 특히 6~12개월 영아나, 5~6세의 소아는 귀인두관유스타키오관이 짧아 바이러스나 세균이 쉽게 귀로 이동할 수 있어요. 편도염, 인후염, 코감기 등으로 인해 귀인두관이 부어올라 귀에 물체액이 고이면 세균이나 바이러스가 번식하게 되어 중이염에 걸립니다. 중이염에 걸린 아이들의 증상은 매우 다양합니다. 열이 나거나 귀 통증을 호소하는 것이 일반적입니다만, 특별한 증상이 없는 것 같은데도 귀를 비비거나 당기는 행동을 하는 경우도 있습니다. 이 역시 귀에 이물감을 느끼기 때문일 가능성이 높지요. 또 잠을 잘 못 자거나 소리를 잘 듣지 못해 엉뚱한 행동을 하기도 하죠. 특히 영아의 경우 중이염을 방치했을 때 청각 손상으로 이어질 수 있기 때문에 보호자의 주의 깊은 관찰이 필요합니다.

중이염이 오면 증상에 따라 소염 진통제 또는 해열 진통제, 혈관 수축제, 항히스타민제 등을 처방합니다. 급성 중이염의 경우 항생제를 처방하기도 하죠. 이때 의사들이 가장 많이 선택하는 항생제가 아목시실린입니다. 아목시실린은 광범위 항생제로 균을 제거하는 스펙트럼이 넓기 때문입니다. 귀 통증이 심하거나 39도 이상 고열이 나는 경우, 또는 아목시실린으로 잘 낫지 않는 경우에는 클라불란산칼륨과 아목시실린이 복합된 항생제를 처방하기도 하죠. 아이 키우는 집 냉장고에 하나씩은 있다는 오구멘틴과 오구멘틴듀오입니다. 우윳빛이 돌고 새콤달콤한 냄새가 나는 특징이 있지요.

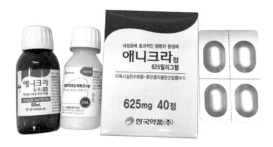

클라불란산칼륨과 아목시실린이 복합된 항생제들

이런 항생제의 가장 흔한 부작용이 설사입니다. 치료 또는 치료 종료 후 약 5~30% 환자에게서 최대 2개월 동안 이런 부작용이 발생한다고 해요. 매우 높은 수준이죠. 항생제 복용 후 설사가 일어나는 이유는 장 안에 살고 있는 정상 세균총이 손상되었기 때문입니다. 이런 현상을 두고 수지 코헨은 "항생제에 의해 황폐화된다."라고 했고, 과학 저널리스트 에드 용은 "항생제는 충격과 공포를 가져오는 무기"이며 이를 통해 "무차별 살상"이 이루어질 것이라고 경고했어요. 아무리 저용량 항생제를 사용한다고 해도 항생제로 인한 피해는 나타난다고 합니다. 항생제 남용을 경계해야 하는 이유이기도 하지요.

장내 미생물은 초산, 젖산, 프로피온산 등을 생산하며 장관 운동, 담즙 분비를 촉진해 소화를 도와줍니다. 유익균들이 항생제 때문에 감소하게 되면 담즙산이 정체되고 지방산, 탄수화물 대사가 억제되어 소장 내 농도가 높아지게 돼요. 이 때문에 삼투압이 높아지고 수분 함유량이 많아져 변이 묽어지거나 설사를 하는 것이죠. 이를 삼투성 설사라고 합니다. 이런 증상은 항생제 사용을 중단하면 시간이 지난 후 저절로 회복됩니다. 하지만 항생제를 쓰기 전 상태로 회복되는 데까지는 오랜 기간이 걸리기 때문에 프로바이오틱스를 추가로 공급해서 장내 환경을 정상화하는 것이 좋습니다.

항생제 때문에 발생하는 설사에 관심을 꼭 가져야 하는 중요한 이유 중 하나는 기회 감염균의 증가입니다. 장내에는 유익균뿐 아니라 유해균도 살고 있습니다. 클로스트리듐 디피실리균, 칸디다균 등이 대표적이죠. 이들은 유익균에 의해 크게 활동하지 못하고 있다가, 항생제로 장내 미생물이 크게 손상을 받으면 빠르게 증식합니다. 특히 신생아 분변에 많은 클로스트리듐 디피실리균은 독소를 분비해 장 점막을 손상시키기 때문에 매우 위험합니다. 클로스트리듐 디피실리균 연관 설사CDAD, Clostridium Difficile Associated Diarrhea는 복용 중인 항생제를 중단해도 지속적으로 나타나며 복통, 경련, 발열이 수반되기도 합니다. 심하면 위막성 대장염을 일으키기도 하죠. 이 질환은 반드시 병원에서 항균제 치료를 받아야 해요. 치료가 종료된 이후에는 프로바이오틱스를 추가로 공급해야 합니다. 유산균이 장내 환경을 정상적으로 조성해 다른 기회균 감염을 예방하는 데 도움을 주기 때문입니다.

사람의 성격이 다 다르듯 장내 미생물도 종류별로 특성이 다 다릅니다. 항생제에 의한 설사 또한 사람에 따라 반응이 다를 수 있습니다. 김○○이라는 사람이 특정 항생제를 복용한 후 설사를 했다고 해서, 다른 사람도 반드시 설사를 하는 것은 아닙니다. 하지만 김○○이 다음에 또 같은 항생제를 복용하면 설사를 할 수 있기 때문에 복용했던 항생제 이름을 꼭 기억해 두어야 합니다. 약국이나 병원에 방문하시면 약사, 의사에게 이야기해 주는 것도 잊지 마시고요.

진서 어머님은 다음 병원 방문 때 약 복용 후 아이가 설사를 한다는 말을 했고, 의사는 주성분이 세파클러인 약으로 바꿔 처방했습니다. 이렇게 항생제를 바꾸고 프로바이오틱스를 보충하자 변 상태는 정상으로 돌아왔지요. 만약 원인을 알 수 없는 설사를 하고 있다면 음식뿐 아니라 약도 꼭 확인해 보세요. 복용 중이거나 복용이 끝난 경우라도 확인이 필요합니다. 만약 항생제로 인해 설사를 한다면 프로바이오틱스를 지속적으로 보충해 주는 것이 좋습니다. 프로바이오틱스는 항생제와 시간 간격을 두고 복용하시는 것도 잊지 마시고요.

관절약을 먹고
식욕이 너무 당겨요

약사 안녕하세요. 오랜만에 오셨네요?

안필자 님은 퇴행성 관절염으로 오래 고생하셨습니다. 사정상 인
공 관절 수술을 계속 미뤄 왔어요. 다행히 지난 겨울 수술을 성공
적으로 받으셨고 최근에는 많이 회복되신 듯했습니다.

손님 에휴, 내가 무릎 때문에 얼마나 고생했는지 몰라.

약사 왜요? 수술 잘되었잖아요?

손님 수술은 잘되었다고 했는데, 붓고 염증이 생겼어.

약사 그래요? 에고, 고생하셨네요. 지금은 좀 나아지셨어요?

손님 약을 거의 한 달도 넘게 먹었지. 이제 조금 나아지고 있어.

약사 그나저나 뭐 필요한 거 있으세요?

손님 참, 약사님. 입맛 좀 덜 나게 하는 약 있어? 내가 요즘 입맛이 너
무 좋아. 먹을 것을 참을 수가 없어.

약사 그러고 보니 살이 좀 많이 찌신 것 같네요.

손님   어유……. 너무 많이 늘었어. 감당이 안 된다니까. 이거 어떻게
       해야 돼?

약사   일단 지금 복용하는 약이 뭔지 아세요?

손님   염증을 완화시켜 주는 약이라는데…….

안필자 님은 가방에서 구겨진 투명 약포지를 제게 보여 주셨습니다. 약포지 안에는 소론도정과 무코스타정이 들어 있었습니다.

약사   염증 때문에 스테로이드제를 처방받으셨네요. 이거 드시면 입
       맛이 당겨요. 오래 드시면 얼굴이 동그랗게 변하기도 하고요.

손님   맞아! 내 얼굴이 달덩이가 되었다니까!

약사   그렇다고 스테로이드제를 마음대로 끊으시면 안 돼요. 의사에
       게 말씀하시고 조치를 취해야 할 것 같아요.

스테로이드라는 말은 많이 들어 보셨을 거예요. 스테로이드를 화학 관점에서 설명하자면 여섯 개의 탄소 원자로 이루어진 고리 세 개와 다섯 개의 탄소 원자로 이루어진 고리 한 개가 접합된 독특한 구조를 기본 골격으로 하는 유기 화합물을 통틀어 이르는 용어라고 할 수 있어요.

인체에 작용하는 스테로이드는 30여 종이나 되는데, 보통 우리가 스테로이드제라고 부르

스테로이드 구조

는 것은 부신 피질 호르몬 효과를 내는 약입니다. 스테로이드제는 신체 대사에 작용하는 코르티코이드와 성호르몬을 동시에 의미합니다. 신문이나 방송 등에서는 흔히 이 두 가지 뜻을 특별히 구별하지 않고 쓰고 있기도 하죠. 하지만 엄밀하게 말하면 차이가 있습니다. 한약이나 화장품에 불법으로 섞어 문제가 된 스테로이드제는 바로 코르티코이드로 작용하는 것이고, 운동선수나 보디빌더 등이 복용하여 문제가 되는 스테로이드제는 성호르몬으로 작용하는 것입니다. 여기서 말씀드릴 제제는 앞의 경우로, 코르티코이드 효능을 보이는 스테로이드입니다.

코르티코이드는 당질 코르티코이드와 염류 코르티코이드로 구분됩니다. 당질 코르티코이드는 3대 영양소 대사와 면역, 스트레스 적응 등에 중요한 역할을 해요. 염류 코르티코이드는 나트륨, 칼륨, 칼슘 등 염류를 조절하고 수분 대사에 관여합니다. 스테로이드제는 두 가지 코르티코이드 효능을 다 가지고 있는데, 1949년에 관절염 환자에게 처음으로 쓰였습니다. 뛰어난 효과를 발휘하면서도 강한 부작용 때문에 명약이라는 찬사와 공포의 약이라는 오명을 동시에 받았지요.

코르티코이드는 크게 세 가지 효능이 있습니다.

- 대사성 효과로 혈중 포도당을 증가시킨다.
- 면역 반응과 염증 반응을 억제한다.
- 나트륨 흡수를 증가시키고 칼륨 배설을 촉진한다.

길을 가다 사자를 만난다면 어떨까요? 위기에서 벗어나기 위해서는 빠른 판단과 행동을 해야 하고, 여기에는 에너지^{당분}가 많이 필요합니다. 신체는 필요한 혈당을 늘리기 위해 근육^{단백질}과 지방을 분해하고 또 식욕을 촉진시켜 음식을 섭취하게 만듭니다. 물론 사자를 만났을 때 한가하게 음식을 먹고 있을 수는 없는 노릇이지만요.

또 신체는 구석구석 흩어져 있는 지방을 사용하기 쉬운 곳으로 이동시키기도 합니다. 소변, 대변, 염증, 면역 반응 등 당장 불필요한 생리 현상은 최대한 억제합니다. 코르티코이드는 급격한 스트레스 상황에 대처할 수 있게 해 줍니다. 스테로이드제는 바로 이 코르티코이드 효과를 보기 위해 복용합니다.

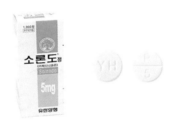

코르티코이드 프레드니솔론을 함유한 소론도정

스테로이드는 염증 초기에 생기는 부기, 열, 통증을 완화시키고 염증 후기에 나타나는 만성 염증 상태를 억제하고 흉터가 생기는 것을 막아 줍니다. 또 면역 억제 효과로 아토피, 천식 등 급성 및 만성 알레르기 증상을 개선하죠. 이런 효과 때문에 습진 등 피부 염증 증상뿐 아니라 호흡기 감염증, 만성 기관지염, 관절염, 아토피, 천식 등 아주 광범위한 용도로 사용됩니다. 효과가 좋은 만큼 남용할 가능성도 높고, 그만큼 부작용도 뒤따릅니다. 얼마 전 아침 방송에 출연한 한 가수는 예전과 크게 달라진 외모로 사람들을 놀라게 했습니다. 쿠싱 증후군에 걸린 것이었는데, 허리를 다쳤을 때 3년간 스테로이드제를 복용한 것이 원인이었습니다.

이처럼 가장 눈에 띄는 스테로이드제 부작용은 바로 신체 대사에 영향을 미치는 것입니다. 앞서 말씀드린 것처럼 코르티코이드는 과도한 스트레스 상황 때 이를 대처하기 위해 분비됩니다. 스트레스 상황에서는 신속한 에너지원이 필요하므로 혈당을 높이는 것이죠. 간에서 당을 많이 만들게 하면서 아미노산을 사용하고 단백질 합성을 막습니다. 이 때문에 근육이 줄고 임파 조직이 퇴축되며 골다공증, 피부 위축 등이 생깁니다. 지방 대사에 이상이 생기고 지방 조직을 재편해 팔다리는 얇아지고 얼굴이나 복부에는 살이 찌지요. 이것이 약국에 방문한 환자와 그 가수가 호소한 쿠싱 증후군입니다.

스테로이드제는 고농도로 수일, 저농도로 3~4주 정도만 복용해도 부작용이 생길 수 있다고 합니다. 따라서 스테로이드제로 원하는 효과를 보았다면 빠른 시일에 중단할 것을 전문가들은 권장하고 있어요. 하지만 호르몬계에 강력하게 작용하기 때문에 스테로이드제를 일정 기간 사용했다면, 바로 중단하면 안 됩니다. 반동 현상으로 증상이 급격히 악화될 수 있고 금단 증상을 일으킬 수 있습니다. 금단 증상은 관절통, 근육통, 피로감, 두통, 감정 변화, 위장 이상 증상, 발열 등 다양합니다. 스테로이드를 중단할 때는 반드시 의사의 지시에 따라 용량을 줄이거나 또는 격일로 복용하는 등 적절한 방법을 따라야 합니다.

Q 스테로이드제 부작용에는 어떤 것들이 있나요?

A 부작용을 표로 정리해 보면 다음과 같습니다.

계·과목·부위	부작용
근골격계	골다공증, 골의 무혈성 괴사, 성장 장애 등
안과	백내장, 녹내장, 안구 감염 증가 등
위장관계	구역, 구토, 소화성 궤양 등
대사 이상	고지혈증, 고혈당증 등
심혈관계	고혈압, 부종 등
산부인과	무월경 등
혈액학적	면역 억제, 감염 질환 증가 등
신경계	감정 변화, 초조감, 다행감, 불면, 두통, 우울증, 경련, 스트레스 반응 회로(HPA axis, 시상하부-뇌하수체-부신 축) 억제 등
피부	자반, 모세 혈관 확장·위축, 가성 반흔, 안면 홍조 등

한 유명 가수도 한 방송에서 "스테로이드 복용 후 쿠싱 증후군으로 얼굴이 부었다. 약을 끊었는데 금단 현상으로 방송에 나갈 수 없을 정도로 아팠다."라며 스테로이드 임의 중단의 심각성을 이야기하기도 했습니다. 스테로이드제는 의사의 지시에 따라 차근차근 감량해야 한다는 것을 꼭 기억해 주세요. 만약 스테로이드제를 지속적으로 복용해야 한다면 적절한 식이 요법을 지키는 것이 좋습니다. 또 스테로이드제가 비타민D를 고갈시키고 뼈에서 칼슘이 많이 빠지게 만들기 때문에 고용량 비타민D를 추가로 보충하는 것도 도움이 됩니다. 정기적으로 병원 진료를 받아 몸 상태를 체크하는 것은 더욱 중요하

겠죠.

스테로이드제는 부신-뇌하수체 억제를 줄이기 위해 되도록 아침에 복용하는 것을 권장합니다. 위장 장애를 막기 위해 식후 즉시 복용하는 것도 잊지 마세요. 또 스테로이드제를 복용하는 경우 모유 수유에 특히 주의해야 합니다. 하지만 시간이 지날수록 모유나 혈액 내 스테로이드 농도가 떨어지므로 스테로이드제 복용 후 4시간 정도 지났다면 모유 수유도 가능합니다.

인터넷에는 불법 의약품 판매 사이트가 많이 있습니다. 특히 발기부전 치료제, 스테로이드제 등은 흔히 거래되는 품목입니다. 이런 곳에서 판매하는 약은 허가를 받지 않은 불법 의약품이 많기 때문에 주의해야 합니다. 특히 호르몬과 관계된 약을 임의로 복용하거나 중단하게 되면 심각한 부작용을 일으킵니다. 전문 의약품은 의사 진료와 처방에 따라 약국에서 구입한 후 복용해야 한다는 것을 잊으면 안 됩니다.

철분제를 먹으면
왜 변비가 생길까요?

손님   약사님, 저 뭣 좀 물어보려고요.

30대 초반 김미진 님은 직장 여성입니다. 잦은 야근과 회식 등에도 철저한 자기 관리를 통해 체중 조절을 하고 있지요. 운동을 꾸준히 하고 있지만, 체중이 좀 늘어난다 싶으면 식단 조절을 합니다. 말이 식단 조절이지 음식을 덜 먹는 것이죠. 격하게 식이 조절을 할 때면 변비나 어지러움 증상을 호소하기도 합니다. 얼마 전 김미진 님은 체력 저하와 어지럼증, 두통 등 증상이 나타나 철분 보충제를 구입해서 복용하기 시작했습니다. 다행히 한 달 정도 복용한 뒤부터 불편한 증상들이 많이 덜해졌지요.

약사   네, 뭐 궁금하신 게 있나요?

손님   제가 철분제 복용 중이잖아요. 2개월 가까이 먹었는데, 처음에는 괜찮더니 얼마 전부터 변비가 심해졌어요. 혹시 철분제 때문일까요?

약사   어지럼증 같은 불편한 증상들은 괜찮아졌나요?

손님   네, 그건 나아졌어요.

약사   그럼, 철분제 복용을 중단하셔도 되겠어요. 아마 몸에 철분 보충이 충분히 되어 흡수되지 않은 철분 때문에 변비가 생긴 듯해요.

손님   철분은 먹는 대로 다 흡수되는 것이 아니에요?

약사   네.

철분은 비타민A, 아이오딘, 엽산, 구리 등과 함께 제1 유형 영양소로 분류가 되어 있을 정도로 중요한 성분입니다. 부족하면 빈혈 등 질병을 일으키게 되므로 신체에 꼭 필요한 영양소이지요. 산소를 운반하는 적혈구 속 헤모글로빈을 만드는 데 중요할 뿐만 아니라 에너지 대사에도 필수적이며, 뇌의 신경 전달 물질인 도파민 대사에도 관여해 체내 여러 효소를 만드는 등 매우 다양한 역할을 하고 있습니다.

철분 부족은 철분 결핍 빈혈과 에너지 대사 장애 등 다양한 증상을 유발합니다. 철 결핍성 빈혈의 대표적인 증상은 안색이 창백해지는 것이죠. 가슴 두근거림, 식욕 저하, 밤에 자주 깨는 증상, 생리 불순 등이 나타나고, 아이들의 경우에는 흙이나 종이 등을 먹는 이식증異食症을 보이기도 합니다. 에너지 대사나 효소 생성 장애로는 피로감, 운동 능력 저하, 면역력 저하, 기억력 저하, 집중 장애, 갑상샘 기능 저하 등이 나타나기도 하지요. 철분은 상피 조직 형성에도 영향을 미치기 때문에 부족할 경우 설염, 구각염, 스푼형 손톱이 생기기도 합니다.

청소년들 영양 상태를 분석한 자료를 보면 철분 부족 현상이 혼히 나타납니다. 요즘에는 성인, 특히 여성 중에 이런 현상이 눈에 띕니다. 철분뿐 아니라 비타민D 결핍도 많은 것으로 조사되었지요. 철분 부족에 시달리는 여성은 남성의 4배 정도이며, 30~40대의 경우에는 10배 많다는 보고도 있습니다. 이번 사례에 나오는 김미진 님도 격한 식이 조절 등으로 철분이 부족해져 어지럼증과 두통 같은 증상이 나타난 것입니다.

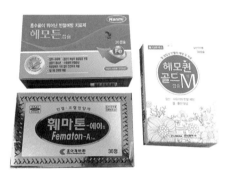

다양한 성분의 철분제들

이렇게 중요한 철분도 과하게 섭취하면 독으로 작용합니다. 혈액으로 흡수된 철분은 몸에서 소량만 배설되고 대부분 축적되어 심장이나 간, 췌장, 갑상샘, 생식기를 손상시킬 수 있습니다. 혈액 내 철분이 과하게 축적된 것을 철 중독증이라고 부릅니다. 철 중독증은 재생 불량성 빈혈 등으로 지속적인 수혈을 받아야 하는 만성 혈액 질환자에게서 혼히 발견할 수 있는 질병이고, 보충제로 철분을 공급한다고 해서 철 중독증이 발생하는 일은 극히 드뭅니다. 철분은 위산에 의해 이온화된 뒤 십이지장에서 흡수가 되는데, 복용한 철분을 우리 몸이 모두 흡수하는 것은 아닙니다. 소장에 들어온 이온화된 철분이 흡수되기 위해서는 십이지장 사이토크롬 비$^{DcytB, Duodenal cytochrome B}$라는 효소에 의해 흡수 형태로 바뀌어야 합니다. 이 효소가 활성화되기 위해서는 구리와 비타민C가 필수적이기 때문에 철분과 비타민C를 동시에 복용하는 것이 좋죠. 이보다 더 중요하게 알아 두어야 하는 점은 DcytB는 신체가 철분이 부족하다고 인식할 때만 활성화된다는 것입니다. 만약 철분이 많다고 인식하면 소장은 철분을 흡수하는 통로와 함께 DcytB를 불활성화하죠. 따라서 철분을 필요 이상 많이 섭취해 봐야 소용이 없습니다.

또 감염증, 염증 상황 등으로 혈액 중에 철분 농도가 적어져야 하는 경우에는 간에서 헵시딘이라는 물질이 만들어집니다. 헵시딘은 소장 세포에 작용해서 모세 혈관으로 철분이 이동하는 통로를 차단합니다.

철분은 이렇게 복잡한 흡수 경로를 갖고 있기 때문에 보충제로 복용한다고 철 중독을 걱정할 필요는 거의 없는 것입니다. 그렇다 해도 아주 과량의 철분을 복용하거나 지속적으로 많은 양의 철분을 복용하는 경우 혈중 철분 수치를 높일 수 있기 때문에 주의해야 합니다. 철분 과잉 섭취로 인해 간 장애 등 여러 장기 부전을 일으킨 황산 제1철 중독 사례나, 빈혈을 막는다고 마라톤 선수에게 철분을 과도하게 복용시켜 일어난 중독 사건이 잘 알려져 있죠. 이런 독성은 철 섭취 48시간 정도에 발생하며 쇼크, 대사산증, 혼수상태, 경련, 요세관 괴사, 간 독성으로 인한 황달 등이 나타납니다.

얼마 전 뉴스에서는 "철분의 과도한 복용은 뼈를 형성하는 세포를 억제해 골다공증을 유발한다."라는 내용과 함께, 철분 수치가 높았던 60대 여성의 척추 골절 사례를 보도하기도 했습니다. 『착한 비타민 똑똑한 미네랄 제대로 알고 먹기』의 저자 이승남 박사도 철분 과다 복용에 대한 위험성을 강조했습니다.

"건강할 때는 철분이 질병에 대한 면역력을 키워 주지만 이미 병균에 감염됐다면 철분 보충제를 먹어서는 안 된다. 철분이 박테리아를 성장시키기 때문이다. 암이나 심혈관 질환이 있는 경우도 마찬가지. 철분이 대식 세포와 림프구의 작용을 완화시키고, 산화 작용을 하기 때문에 우리 몸은 암세포로부터 철분을 격리해 저장한다. 그러므로 암이나 심혈관 질환은 물론 산화에 취약한 고령자나 스트레스를 많이 받는 경우에는 철분을 지속적으로 섭취하는 것은 오히려 위험하다."
『착한 비타민 똑똑한 미네랄 제대로 알고 먹기』, 89~90페이지

철분 보충제를 지속적으로 복용할 때는 반드시 혈액 검사를 통해 철분 수치를 확인해야 하고, 몸 상태에 따라 복용 여부를 상의하는 것이 좋습니다.

철분의 위장관 독성은 반드시 주의해야 합니다. 체내로 흡수될 수 있는 형태로 바뀌지 못한 철분은 강력한 산화 물질로 작용해서 위장관 점막을 손상시킬 수 있기 때문입니다. 과량의 철분을 복용할 경우 위장 독성은 3~6시간 이내에 나타나게 되며 심한 구토, 설사, 복통, 혈변, 무기력증 등을 동반하기도 합니다. 시중에서 판매되는 철분 보

충제들은 함량이 아주 높지 않기 때문에 소화 불량이나 복통, 메스꺼움 등으로 나타나는 경우가 많습니다. 만약 철분제를 복용한 후 위장 불쾌감이 나타났다면 복용을 중단하고 전문가와 상의하세요.

변비는 철분제 복용 후 자주 나타나는 불편한 증상 중 하나입니다. 철분제가 변비를 유발하는 이유는 아직 정확하게 알려지지 않았습니다만, 몇 가지 추측을 해 볼 수 있는 관찰점은 있습니다.

첫째, 과도한 철분이 장내 세균총을 변화시키기 때문이라는 것입니다.

둘째, 철분이 난용성 인산철을 형성하기 때문이라는 것입니다. 위산에 산화된 철분은 장내에 있는 인산과 붙어 인산철을 형성합니다. 인산철은 한번 형성되면 다시 철, 인산 이온으로 분리되지 않습니다. 이로 인해 음이온 경사가 생기고, 염소 이온의 재흡수가 증가하게 됩니다. 염소 이온의 재흡수 증가는 수분 흡수를 촉진하게 되고 이로 인해 장내 수분이 줄어들어 변비가 생기는 것이죠. 결론적으로, 철분제 복용 후 변비가 생기는 이유는 장내에 흡수되지 못하는 철분 이온이 많기 때문입니다.

김미진 님의 경우는 처음 한 달은 부족한 철분이 충분히 흡수되면서 불편한 증상이 완화되었지만, 그 이후 더 이상 흡수되지 않은 철분이 장내에 남게 되어 변비가 생긴 것으로 볼 수 있습니다.

몸에 철분이 부족한 경우라도 장내 미생물 상태나 흡수 효소 활성화가 되지 않아 변비가 생길 수 있습니다. 이런 경우 유산균과 비타민C 등을 같이 공급하는 것도 좋은 방법입니다. 비타민C는 산화형 철분 이온을 제거하므로 철분에 의한 위장 독성을 예방하는 것에 도움이 되겠지요. 또 세균 감염이나 염증 반응이 있을 때는 혈중 철분 요구량이 줄게 되므로 장에서 철분 흡수가 안 될 수 있습니다. 이 때는 다른 증상이 다 나을 때까지 철분 보충제 복용을 중단하는 것이 좋습니다.

육류 등에 들어 있는 헴철은 이온화되지 않고, 이온화 철과는 다른 헴철 경로를 통해 흡수되므로 좀 많이 먹어도 위장 독성을 일으키지 않습니다. 가장 안전한 철분 공급은 음식을 통한 방법입니다. 하지만 채식 위주 식단, 다이어트, 출혈, 지속적인 제산제 복용 등 철분 부족 원인이 있다면 추가로 보충제를 사용해야 하지요.

헴철의 경우 식사와 큰 상관이 없지만 대부분의 철분은 음식의 영향을 받기 때문에 식사와 2시간 정도 간격을 두고 복용하는 것이 좋습니다. 식이 섬유, 콩류나 곡류에 포함되어 있는 피틴산, 시금치의 옥살산, 녹차 등에 함유된 탄닌, 초콜릿·콜라·견과류에 들어 있는 주석산, 다양한 식품 첨가제 등은 철분과 함께 복용했을 때 흡수에 어려움이 있으니 주의해야 합니다. 또 칼슘이나 마그네슘, 아연 등과 같은 함량이 높은 미네랄도 동시에 복용하면 철분 흡수를 방해할 수 있으므로 1~2시간 정도 간격을 두고 복용하는 것이 좋습니다.

쉽게만 생각했던 철분 보충제. 반드시 의사, 약사와 상의하시고 드시는 것이 안전하고 효과적이라는 거 아셨죠?

07

비타민제를 먹고 속이 더부룩하고
얼굴이 화끈거린다고요?

※ 사례에 나오는 '비파워'와 '뉴맥스'는 가상 제품입니다.

손님   약사님, 혹시 비파워 있어요?

김은미 님은 40대 직장맘으로 남자아이 둘을 키우고 있습니다. 육아와 직장 스트레스를 동시에 받고 있기도 하죠. 최근에는 기미가 끼는 것 같아 피부 고민도 늘었습니다.

약사   아뇨, 저희는 그 제품은 없어요. 그런데 비파워를 왜 드시려고 하세요?

손님   얼마 전에 유튜브에 보니까 비파워가 좋다고 해서요.

약사   비파워는 비타민B 고함량 제제라서 특정인에게 효과가 있기도 하지만, 그만큼 위험한 요소도 있어요. 그런데 전에 뉴맥스 드신 후 얼굴이 화끈거리고 속이 메스꺼워 복용 못 하겠다 그러지 않으셨어요?

손님   맞아요, 어떤 비타민제를 먹으면 냄새가 나서 힘들고 속도 안 좋고 그랬어요.

약사 그럼 비파워도 김은미 님께는 맞지 않을 수 있어요. 사람에 따라서 비타민B 고함량 제제를 먹으면 메스꺼움, 홍조 등이 나타날 수 있고, 비타민 냄새가 강하게 올라와서 역겨움을 느끼는 경우도 있거든요. 그래서 비타민제도 무조건 함량이 높은 것을 선택하면 안 되고 몸 상태에 따라 맞게 복용해야 합니다.

손님 아! 다른 사람이 좋다 해서 무조건 다 좋은 것은 아니네요?

약사 그럼요!

바야흐로 고함량 비타민 전성시대입니다. 건강을 유지하고 질병을 예방하기 위한 목적으로 고함량 비타민을 사용하는 메가 도즈^{mega dose}는 오래전부터 사용된 영양 요법입니다. 2000년 의약 분업 이후 약국가에서 주춤했던 이 영양 요법이 사회적 붐을 타고 다시 각광을 받고 있지요. 각 제약 회사에서도 특화된 고함량 비타민제를 잇달아 출시하고 있고 좋은 반응을 얻으면서 그 기세가 날로 강해지고 있습니다. 오랜 기간 사랑을 받아 온 아로나민^{일동제약} 시리즈는 2017년 700억 원의 실적을 기록했고, 비맥스^{녹십자}, 임팩타민^{대웅}, 메가트루^{유한}, 엑세라민^{일동제약} 등도 100억 원이 넘는 블록버스터 제품으로 성장했습니다.

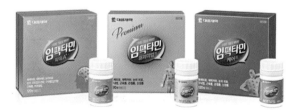

대표적인 고함량 비타민B군 복합제 임팩타민류

고함량 비타민들이 크게 사랑을 받는 이유는 비타민B군이 신체에서 하는 역할 때문입니다. 비타민B군은 탄수화물, 지방, 단백질 등 영양소 대사 경로의 보조 인자로 작용하고, 해독 작용 등 각종 효소 작용에도 관여합니다. 일부 비타민의 경우 혈액, 신경, 유전 정보 등 대사에도 관여하죠. 최근 연구 결과를 보면 면역계, 신경계, 뇌 기능, 뼈 건강에 미치는 효과까지 밝혀져 사용 영역이 날로 증가하는 추세입니다.

+ QUESTION & ANSWER

Q 비타민B군의 효능에는 어떤 것들이 있을까요?

A 일반적으로 비타민B군이라고 하면 티아민 B1, 리보플래빈 B2, 니아신 B3, 판토텐산 B5, 피리독신 B6, 엽산 B9, 코발라민 B12을 말하며, 효능을 간단하게 살펴보면 다음과 같습니다.

비타민B군	효능
티아민 B1	에너지 대사에 관여
리보플래빈 B2	단백질, 지방 대사에 관여
니아신 B3	에너지 대사, 지방 대사, 유전자, 성호르몬 대사 관여
판토텐산 B5	아미노산, 지방, 탄수화물 대사에 관여
피리독신 B6	단백질 대사, 헤모글로빈 합성, 신경 전달 물질 합성
엽산 B9	유전자 생성 유지, 적혈구 생성 관여
코발라민 B12	혈액 생성 관여, 신경 기능 유지, 탄수화물 대사 관여

그렇다면 광고에 자주 등장하는 활성 비타민은 무엇을 뜻할까요? 가장 많이 알려진 성분이 아로나민에 들어 있는 푸르설티아민과 임

팩타민에 들어 있는 벤포티아민이지요. 이것들은 비타민 유도체로 수용성 비타민인 티아민을 지용성으로 만든 것입니다. 이렇게 구조를 변화시키면 흡수력과 생체 이용률이 높아집니다. 실제로 염산치아민과 푸르설티아민, 벤포티아민의 흡수와 생체 이용률을 비교한 연구를 보면 그 차이가 현격하게 나타나고 있습니다. 따라서 비타민 B군을 복용할 때는 활성형을 선택하는 것이 좋습니다.

인체에 중요한 역할을 하는 이런 비타민B군은 얼마나 복용하는 것이 좋을까요? 무조건 많이 복용하는 것이 좋을까요? 일단 공식 기관인 식품 의약품 안전처의 권장 섭취량과 미국 식품 의약국^{FDA}의 하루 섭취 권장량^{RDI, Reference Daily Intake}를 살펴보도록 하겠습니다.

	티아민 B1	리보플래빈 B2	니아신 B3	판토텐산 B5	피리독신 B6	엽산 B9	코발라민 B12
식약처	1.2mg	1.5mg	16mg	5mg	1.5mg	400ug	2.4ug
FDA	1.2mg	1.3mg	16mg	5mg	1.7mg	400ug	2.4ug

생각하신 것보다 양이 적지요? 그래서 요즘 각광받는 비타민B1 등을 기준으로 50mg 이상 들어 있는 제제들을 고함량 또는 메가 용량 비타민이라고 부르는 것입니다.

의약 전문 사이트 웹엠디^{Web MD, www.webmd.com}에 따르면 비타민B 복합제를 복용하면 "상복부 불쾌감과 홍조가 흔히 일어날 수 있다."라고 말하고 있습니다. 또 "드물게 알레르기 증상이 일어날 수 있다."라고 주의를 주고 있습니다.

비타민B군은 다양한 성분들이 있지만 그중에서도 니아신^{B3}은 고용량으로 복용했을 때 불편함을 유발할 수 있는 대표 성분입니다. 속이 메스꺼워지고 얼굴이 붉어지는 부작용이지요. 이것은 용량을 줄이거나 서방형유효 성분이 천천히 방출되는 방식을 복용하면 완화된다고 알려져 있습니다. 하지만 부작용이 심할 경우 당 수치 변화, 근육 통증, 두통, 경련, 부정맥, 간 손상 등을 일으킬 수도 있어요. 또 니아신^{B3}은 요산 분해 효소를 억제하고 요산 분비를 감소시켜 통풍을 악화시킬 수 있기 때문에 통풍 조절이 되지 않는 사람은 주의해서 복용해야 합니다. 이외에도 리보플래빈^{B2}, 피리독신^{B6}도 과량 복용 시 감각 이상 등이 일어날 수 있고, 엽산의 경우 빈혈이 일어날 수도 있습니다.

고함량 비타민에 대한 경고도 계속 나오고 있는데요. 신장 질환을 동반한 당뇨 환자는 피리독신^{B6}, 코발라민^{B12}, 엽산^{B9} 고함량 복용 시 심장 질환이나 뇌졸중에 걸릴 확률이 2배 높아진다는 연구도 있었고, 흡연 남성의 경우 피리독신^{B6}, 코발라민^{B12} 장기 복용은 폐암 발생 확률을 높인다는 연구도 있었습니다.

앞 표에서 보았듯 니아신^{B3} 하루 섭취 권장량은 16mg으로 시중에서 판매되는 고함량 비타민B 제제의 경우 모두 과량으로 함유가 되었다고 볼 수 있습니다. 수용성은 배출이 되니까 부작용이 나타나지 않겠지 하고 쉽게 생각하셨다면 지금이라도 생각을 바꾸시는 것이 좋을 것 같습니다. 건강을 위해 복용하는 비타민제가 오히려 악영향을 끼칠 수 있기 때문입니다. 남에게 좋았다고 나에게도 좋을 수는 없습니다. 비타민제를 하나 선택할 때도 몸 상황에 정확히 맞는 제제를 고를 수 있도록 항상 전문가와 상의하시는 것, 잊지 말아 주세요.

08

지속적인 설사가
영양제 때문이라고요?

손님   약사님 유산균제 좋은 거 하나 권해 주세요.

김정남 님은 평상시 건강에 관심이 많은 50대 남성입니다. 운동이나 식이 조절도 적절하게 하고 있기 때문에 건강 검진을 받으면 신체 나이가 본 나이보다 적게 나오는 편이었죠.

약사   김정남 님, 프로바이오틱스 안 드시고 계셨어요?

손님   네, 항상 변 상태도 좋고 소화도 잘되어 안 먹었죠. 그런데 요즘 변이 자꾸 묽어지고 좋지 않아서 복용해 보려고요.

약사   갑자기 변이 묽어졌나요? 항생제 등 다른 약을 드신 건 없어요?

손님   특별히 다른 약을 먹은 건 없어요.

묻는 저나 대답하시는 김정남 님이나 난감한 건 마찬가지네요.

약사   혹시 근래에 영양제를 바꾸지 않으셨나요? 영양제 많이 드시잖아요.

손님   그러고 보니 몇 달 전에 눈 떨림이 있어서 다른 약국에 갔는데 마그네슘 부족일 수 있다고 권해 줘서 먹고 있어요.

약사   아, 그렇군요. 그런데 칼슘 보충제도 드시고 계시잖아요. 칼슘 보충제에도 마그네슘이 들어 있어요. 여기에 또 마그네슘이 함유된 영양제까지 드셨다면, 지금 변 상태는 마그네슘 복용이 너무 많아서 그럴 수 있어요. 새로 사신 영양제 복용을 중단해 보세요.

일주일 정도 지나 김정남 님이 다시 방문하셨습니다.

손님   약사님, 새로 산 약을 끊고 나니 변이 점점 굳어지더니 지금은 괜찮아졌어요. 그래도 유산균제는 먹고 싶네요. 하나 권해 주세요.

약사   다행이네요. 칼슘 보충제만 드셨을 때는 변비가 없으셨으니, 앞으로는 칼슘 보충제만 드시도록 하세요. 유산균제도 적당한 것을 골라 드릴게요.

마그네슘은 인체에 다량으로 존재하는 미네랄입니다. 뼈에 약 60%, 근육에 약 30%, 나머지는 연조직 등 세포에 존재하며 세포 외액에도 존재합니다. 마그네슘은 인과 결합해 인산마그네슘이 되는데 이것은 뼈와 치아의 주성분을 이룹니다. 만약 체내 마그네슘이 부족해지면 뼈에 있는 인산마그네슘이 혈중으로 녹아들게 됩니다. 이때

칼슘도 같이 녹아 나오기 때문에 뼈가 약해지며 세포 기능도 떨어지게 됩니다.

마그네슘은 당이나 지방 대사에도 관여해서 에너지 생성에 영향을 미칩니다. 또 단백질 대사, 300여 종의 효소 반응과도 깊은 관련이 있습니다. 근육 수축이나 자극 전달에도 관여하죠. 근경련은 대표적인 근육 수축 이상 상태인데, 칼슘과 마그네슘 균형이 깨져서 나타나는 경우가 많습니다. 쥐가 잘 나거나 눈꺼풀이 파르르 떨리는 증상이 오면 마그네슘 부족이라고 말하는 이유가 여기에 있어요. 이승남 박사는 『착한 비타민 똑똑한 미네랄 제대로 알고 먹기』에서 마그네슘을 천연 안정제라고 말했는데, 이는 신경계, 근육계에 작용해 진정시켜 주는 효과가 있기 때문입니다.

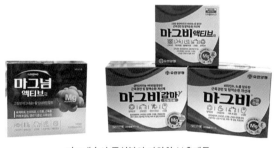

마그네슘이 주성분인 다양한 보충제들

이처럼 마그네슘이 여러 부분에 좋은 효과를 낸다는 것이 알려지면서 많은 사람들이 마그네슘 보충제를 드시고 계십니다. 하지만 마그네슘 보충제뿐 아니라 종합 비타민제, 칼슘 보충제, 활성 비타민B군 제제 등에도 마그네슘이 포함된 경우가 많아 자칫 마그네슘 과잉 섭취가 일어나기 쉽다는 것을 꼭 기억해 주세요.

많은 양의 마그네슘을 섭취하면 미처 흡수되지 않은 마그네슘이 장에 머물게 됩니다. 소장 내에 마그네슘 농도가 높아지게 되면 강하게 물을 끌어당겨 수분이 많아지며, 이로 인해 변 농도가 묽어지게 돼요. 이런 현상을 삼투성 설사라고 합니다. 변비약으로 유명한 마그밀의 주성분은 수산화마그네슘인데 이런 원리를 이용해서 변비를 개선시킵니다.

그럼 마그네슘을 어느 정도 복용하면 설사를 하게 될까요? 마그밀은 수산화마그네슘 500mg인데 이는 약 200mg 마그네슘에 해당합니다. 변비가 있을 때 1일 2~4정 복용하도록 되어 있으므로 마그네슘 400mg부터는 설사를 유발할 수 있다고 볼 수 있겠죠. WebMD에서도 성인 남성 기준으로 마그네슘 안전 복용량을 400mg 이하라고 말하고 있습니다. 상당히 많은 양입니다. 그럼 마그네슘 보충제를 추가로 복용할 경우 얼마나 많은 양을 섭취하게 되는 것인지 알아보겠습니다.

종합 영양제센트룸포맨, 화이자와 칼슘 보충제케어칼디엠정, 일동제약, 마그네슘 보충제마그네비정, 한미약품를 같이 복용한다고 예를 들어 보지요. 1일 섭취 마그네슘 용량을 보면 센트룸포맨 84mg, 케어칼디엠정 280mg, 마그네비정 400mg으로, 모두 합치면 하루 복용량이 764mg이나 됩니다. WebMD에서 말하는 400mg의 약 2배 정도에 해당하는 양입니다. 여기에 마그네슘 함량이 높은 채소류까지 다량으로 먹게 된다면 정말 많은 양의 마그네슘을 복용하게 되는 것이죠. 하루나 이틀 정도 복용한다면 큰 문제가 안 되겠지만, 지속적인 복용이라면 이야기가 달라집니다.

　베일러대학교 의료 센터 케네스 박사 등은 「뉴잉글랜드 저널 오브 메디슨The England journal of medicine, NEJM」에서 만성 설사 환자의 약 4.2%(359명 중 15명)가 마그네슘 과잉 복용에 의해 나타났다고 했는데, 생각보다 많은 사람들이 마그네슘 유발 설사를 하고 있음을 알 수 있습니다. 김정남 님 역시 과도한 마그네슘 섭취로 인해 변 상태가 나빠진 경우이지요. 이럴 때는 마그네슘 섭취를 적정량으로 조절하면 증상이 완화됩니다.

　마그네슘을 과잉으로 섭취하게 되면 고高마그네슘 혈증이 생겨 설사 외에도 근력 저하, 호흡 마비, 의식 장애, 심질환, 우울증 등을 유발할 수 있기 때문에 장기간 높은 농도의 마그네슘을 섭취하는 것은 주의해야 합니다. 마그네슘 복용 시에는 특히 약물 상호 작용도 주의해야 합니다. 이뇨제를 복용 중이라면 마그네슘 혈중 농도가 더 높아질 수 있다는 것도 기억해 두세요. 또 테트라사이클린계나 퀴놀론계 항생제, 골다공증약, 철분제, 아연 보충제 등 미네랄 제제를 복용할 때 마그네슘 제제를 동시에 복용하면 다른 약들의 흡수를 방해해 약효가 떨어질 수 있습니다. 따라서 이런 약들은 시간 간격을 두고 복용해야 합니다. 한편, 혈압약이나 근육 이완제를 복용할 때도 마그네슘을 복용하게 되면 약효가 너무 강해져 저혈압이나 과도한 근육 이완 효과가 나타날 수 있으니 주의해야 합니다.

　몸에 좋을 것만 같았던 마그네슘 보충제도 같이 복용하는 다른 약물을 살피지 않는다면 몸에 나쁜 영향을 줄 수 있다는 것을 꼭 기억해 주세요. 만약 보충제를 구입하시거나 복용하실 때는 현재 복용 중인 다른 약이나 건강 보조 식품을 약사에게 알려 성분이 겹치지 않도록 하고, 아울러 주의해야 할 복용법이 있는지도 조언을 받으시기 바랍니다.

09

진통제,
빈속에 먹어도 될까요?

손님   약사님, 머리가 아픈데 두통약 하나 주세요.

약사   최진수 님, 안녕하세요. 두통이 갑자기 나타났나요? 참기 어려울 정도로 심한 건 아니죠?

손님   그렇지는 않은데, 살살 기분 나쁘게 아프네요.

약사   진전에 진통제 때문에 불편했던 건 없으셨어요?

손님   뭐, 별로 특별한 건 없었어요.

약사   그럼 나프록센 제제로 드릴게요. 식사 직후 바로 드세요.

손님   빨리 낫고 싶은데, 그냥 여기서 먹고 가면 안 되나요?

약사   최진수 님, 과거 복용 이력을 보면 평소 위장 점막이 약한 편이라 한 번 복용하는 것만으로도 위장 장애가 생길 수 있어요. 식사를 하고 드시는 게 좋고, 식사를 할 수 없는 상황이면 우유 한 잔(200mL) 정도 드시면서 복용하세요.

손님   약을 우유랑 먹어도 되나요?

약사   약에 따라 되는 것도 있고 안 되는 것도 있어요. 지금 드리는 진통제는 같이 드셔도 괜찮습니다.

진통제는 많은 사람들이 특별히 고민하지 않고 먹는 약 중 하나일 것입니다. 아무리 작은 통증이라도 신체를 괴롭히기 때문에 진통제는 그야말로 신이 내린 선물과 같죠. 진통제는 크게 항염 작용이 없는 아세트아미노펜 계열인 타이레놀 등과, 항염 작용이 있는 비스테로이드성 항염제 계열 NSAIDs, Non-steroidal anti-inflammatory drugs인 부루펜, 탁센, 이지엔6프로 등으로 나눌 수 있습니다. 둘 다 많이 사용되지만 두통, 생리통, 관절통, 근육통 등 염증이 수반되는 상황에서는 NSAIDs가 더 많이 쓰이지요.

우리 생활에 매우 유용한 NSAIDs에도 반드시 주의해야 할 부작용이 있으니, 그것은 바로 소화 불량, 속 쓰림, 위염, 위궤양 같은 위장관계 부작용입니다. 「비스테로이드 소염제의 최신 사용 지침」에서 박민규 등은 "NSAIDs의 위장관계 부작용은 10~60% 환자에게서 나타난다고 알려져 있다. 또 60% 환자에게서 소화 불량·속 쓰림이 나타나고, 20~30%의 환자에게서 궤양, 1~1.5% 환자에게서 천공·출혈 같은 심각한 부작용이 발생한다."라고 했습니다. 저 역시도 지역 의약품 안전 센터에 부작용 보고를 할 때 가장 많이 언급하는 약이 바로 NSAIDs였어요.

NSAIDs의 위장 부작용이 나타나는 원인은 크게 두 가지입니다.

첫째, 위를 보호해 주는 위 점막이 생성되는 것을 억제하고, 위산을 분비하게 만들어서 위벽을 손상시킵니다. NSAIDs는 비선택적으로 프로스타글란딘을 억제함으로써 염증 반응을 막아 통증을 완화하기는 하지만, 이 과정에서 위장 보호 성분 생성을 막거나 위산 분비를 촉진시켜 위장 장애를 일으키기도 합니다.

둘째, NSAIDs는 위장 상피 세포에 독성으로 작용합니다. NSAIDs는 지용성 물질이기 때문에 위장 상피 세포로 쉽게 흡수됩니다. 상피 세포로 흡수된 일부 NSAIDs는 혈액까지 가지 않고 그대로 남아 있게 되는데, 이 양이 많아지면 세포가 스스로 죽어 버립니다. 이 때문에 위장 상피 조직이 손상되면서 위염이나 위궤양이 생기고, 심하면 위장 출혈로 이어지게 되는 것이지요.

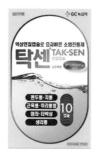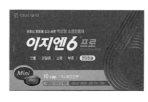

비스테로이드성 항염제 계열 진통제들

위염이나 위궤양, 위출혈과 같은 위장 부작용은 일반적으로 장기간 NSAIDs를 복용함으로써 나타나는 부작용입니다. 하지만 단기간 복용하는 경우에도 소화 불량이나 속 쓰림 등 증상이 나타날 수 있어요. 이런 부작용이 나타나는 원인은 크게 두 가지로 나누어 생각해 볼 수 있습니다.

첫째, NSAIDs가 위산 분비를 촉진하는 것입니다. 앞에서 말한 것처럼 NSAIDs는 프로스타글란딘 생성을 억제함으로써 위장 보호막이 형성되는 것을 방해하고 위산 분비를 촉진합니다. 특히 위산 분비 부작용은 단기간 복용해도 신속하게 반응이 나타나게 되는데, 용량이 높을수록 심해집니다. 약을 복용한 후 수 분 내에 위 상피 세포 손상이 일어나 수 시간이 지나면 내시경으로 확인할 수 있을 정도라고 합니다. 만약 위장 점막이 원래 약한 사람이라면 그 부작용이 훨씬 심해질 수 있어요. 따라서 NSAIDs를 복용할 예정이라면 고용량보다는 저용량을 선택하는 것이 위장관 부작용을 최소화할 수 있습니다.

둘째, NSAIDs는 거의 정제 형태로 되어 있기 때문입니다. NSAIDs 정제는 대부분 위장에서 녹아 흡수되기 시작합니다. 이때 위장 점막에 물리적인 자극을 줄 수 있습니다. 정제가 클수록 그 자극은 심해지기도 하지요. 만약 정제 NSAIDs를 복용한 후 위장 장애가 있다면 시럽 같은 액상 또는 연질 캡슐 제제를 복용하는 것을 권해 드립니다. 특히 연질 캡슐 제제는 흡수율과 생체 이용률이 좋기 때문에 빠른 효과를 기대할 수 있다는 장점도 있습니다.

이런 두 가지 이유 모두 공복 상태라면 더욱 심한 부작용을 유발하게 됩니다. 약사들이 NSAIDs 복약 상담을 할 때 꼭 식후 즉시 또는 식사와 함께 복용하라고 말씀드리는 것은 위장관 독성을 조금이라도 줄이기 위함입니다. 식후라고 말씀드렸지만 여기에도 주의 사항이 있습니다. 식사를 하는 이유는 위산에 의한 위장 손상을 막기 위해서이지요. 만약 자극적인 음식이나 술을 드신다면 위장 장애는 더욱 심해질 수 있으니 피해야겠죠. 또 햄버거, 피자, 육류 등 기름기가 많은 음식을 드시고 NSAIDs를 복용하게 되면 흡수 시간과 흡수율이 떨어져서 항염, 진통, 해열 효과 역시 떨어질 수 있다는 점을 기억해 주세요. 너무 기름진 식사와 함께 NSAIDs를 복용하면 소장 점막 손상이 더욱 심해진다는 연구 결과도 있으니 약 복용 중에는 되도록 지방 함량이 낮은 식사를 하시길 권장합니다. 만약 식사를 하기 어려운 상황이라면 약 200mL 정도의 우유와 함께 복용하는 것도 좋습니다.

NSAIDs의 위장 부작용을 막는 길은 복용을 안 하는 것뿐이라고 합니다. 만약 참을 수 있는 정도의 통증이라면 되도록 복용하지 않도록 하세요. 또 높은 용량보다는 낮은 용량으로 복용하는 것이 좋습니다. 해당하는 통증에 사용해야 할 적정 용량은 의사 또는 약사와 꼭 상의해 주세요. 만약 평상시 위장이 나쁜 편인데 진통제를 꼭 드셔야 한다면 NSAIDs보다는 아세트아미노펜 계열인 타이레놀 등을 선택하는 것이 안전합니다. 약국이나 병원에 방문하셨을 때, 평상시 위장 상태를 미리 말씀해 주시는 것도 잊지 마세요.

10

익숙한 쌍화탕도
아무나 복용하면 안 돼요

약사   김미숙 님, 안녕하세요. 오늘은 감기 기운이 있어서 병원에 다녀오셨나 봐요?

손님   네, 날씨가 추워져서 그런지 몸이 으슬으슬하고 콧물도 나고 기운이 없어서요.

약사   처방된 약을 드시면 몸살과 열을 완화시켜 줄 거예요. 단, 약간 졸릴 수 있으니 주의하시고요. 진통제가 들어 있으니 꼭 식후에 드시고 시간 간격도 맞춰서 드세요.

손님   감사합니다.

며칠 후 김미숙 님이 다시 방문하셨어요.

약사   김미숙 님, 이번에는 복통약과 설사약을 받으셨네요? 감기는 좀 괜찮아지셨어요?

손님   네, 감기는 좀 나았는데요. 가스가 차고 설사가 나서 다시 병원에 갔다 왔어요.

약사 감기와 같이 오는 경우도 있기는 한데, 혹시 음식을 잘못 드신 건 아니고요?

손님 특별히 먹은 건 없는데……. 혹시 쌍화탕을 먹고도 그럴 수 있 나요? 감기 빨리 나으려고 쌍화탕을 같이 먹었는데, 다음 날부 터 설사를 했어요.

약사 아, 그럴 수 있어요. 쌍화탕에 숙지황이 들어 있는데, 위장 기능 이 떨어졌을 때 속을 불편하게 할 수 있거든요.

계절이 바뀌는 환절기에는 감기 환자가 늘어나지요. 감기는 바 이러스 때문에 일어나는 감염성 질환입니다. 핀란드 오울루대학 연 구 팀이 1년간 군인 900명을 대상으로 연구를 실시한 결과 기온이 -5~0도일 때 가장 많이 걸린다는 사실을 알게 됐어요. 초겨울 날씨에 감기 환자가 가장 많은 이유겠지요. 감기는 '약을 먹으면 7일, 안 먹 으면 일주일'이라는 말이 있듯 약을 먹고 낫는다기보다는 내 몸의 저 항력으로 이겨 내는 것이라고 볼 수 있습니다. 감기를 주로 일으키는 리노바이러스는 변이가 쉬워서 치료제가 따로 없지요. 하지만 감기 에 걸렸다고 해서 모든 걸 놓고 쉴 수 없으니, 감기로 인해 불편한 증 상을 완화시키는 증상 완화제를 복용하게 되는 것입니다.

감기에 걸려 주로 복용하는 약은 증상을 완화하는 대중 요법제들 로 열이 나고 아프면 해열 진통제, 콧물이나 재채기 등 알레르기 증 상이 있으면 항히스타민제, 기침 가래가 있으면 진해 거담제를 복용 합니다. 만약 면역력이 현저하게 떨어진 상황이라 2차 세균 감염이 우려된다면 항생제를 복용할 수도 있습니다. 하지만 항생제를 사용한다 해도 감기를 빨리 낫게 한다거나 2차 세균 감염을 예방하지 못한다는 연구도 있으니, 무분별한 항생제 사용은 피하는 것이 좋겠죠.

감기에 걸렸을 때 흔히 복용하는 약이 또 있으니, 바로 쌍화탕입니다. 쌍화탕 자체는 감기약이라고 보기는 어렵습니다. 쌍화탕은 한방에서 말하는 기혈氣血을 보충하는 보약이죠. 기는 에너지를 이르는 말이라고 볼 수 있으며, 혈은 현대 의학 관점에서 보면 혈액과 개념이 비슷합니다. 쌍화탕은 비위 기능을 강화해서 기와 진액을 생성하게 하는 황기건중탕황기, 계지, 작약, 대추, 생강, 감초, 교이에서 교이를 뺀 것에 혈을 만들어 주는 사물탕당귀, 작약, 천궁, 숙지황을 처방하여 합친 것입니다. 즉, 에너지와 영양 소모가 심할 때 저항력을 키워 보다 빨리 건강을 회복할 수 있게 도와주는 약이라고 정의할 수 있습니다.

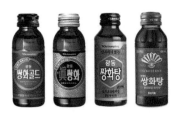

일반 의약품, 식품 등 다양한 제제로 나오는 쌍화탕

이런 효과가 단순히 옛 문헌에만 나오는 것은 아닙니다. 쌍화탕은 현대의 여러 실험을 통해서도 항염 작용, 진통 작용, 피로 개선 효과, 헤모글로빈 증가 효과 등이 입증되어 있어요. 즉, 피로를 풀거나 혈을 보충하는 작용을 하기 때문에 무리를 해서 생기는 몸살이나 감기, 병후 체력 회복 등에 두루 효과를 볼 수 있습니다.

이렇게 효과가 좋은 쌍화탕도 주의해야 할 경우가 있는데요. 바로 위장 기능이 떨어진 사람들이 복용할 때입니다. 쌍화탕에는 혈을 보충해 주는 숙지황이 들어 있는데, 이 성분이 바로 위장 장애를 유발할 수 있습니다.

숙지황을 복용했을 때 위장 장애가 나타나는 이유는 무엇 때문일까요? 우선 숙지황이 무엇인지부터 알아보지요. 숙지황熟地黃은 생지황을 아홉 번 찌고 아홉 번 건조해서 만든 약재입니다. 그래서 '찌다'라는 의미인 숙熟 자가 약명에 있는 것이죠. 그런데 지황에는 소화가 잘 안 되는 난소화성 다당체가 다량으로 들어 있습니다. 이것 때문에 위장 장애가 일어나는 것입니다. 위장 장애를 일으키는 대표적인 물질은 이리도이드 배당체에 속하는 카탈폴catalpol과 당류에 속하는 스타키오스와 라피노즈 등입니다. 이 성분들은 지황의 약효를 나타내는 성분들이기도 하지만, 장내에서 소화되지 않은 상태로 남게 되면 삼투압을 증가시켜 설사를 유발하거나 복부 팽만을 일으키기도 합니다.

한방에서는 이렇게 위장 기능이 떨어진 환자를 비위가 냉한 사람이라고 부르고 있습니다. 비위가 냉하다고 하는 것을 현대 의학 관점에서 말하면, 위장 기능이 떨어져 영양 흡수가 잘되지 않는 상태라고 할 수 있습니다. 따라서 차가운 음식이나 소화가 잘 안 되는 음식, 배가 차가워질 수밖에 없는 환경에 놓이면 복통이 나타나며 설사를 하게 되죠. 감기에 심하게 걸려 에너지 소모가 심하다면 위장 기능 또한 약해져 있게 됩니다. 이런 사람이 쌍화탕을 먹게 되면 숙지황 속에 있는 난소화성 성분들이 위장 장애를 일으킬 수 있게 되며, 심하면 복통, 설사를 유발할 수 있게 됩니다. 반드시 복용해야 하는 것이 아니라면 피하는 것이 좋겠죠.

쌍화탕을 주의해서 복용해야 하는 사람이 또 있는데요. 바로 임신부입니다. 경희대학교 산학 협력단에서 연구·발표한 「취약군의 한약 제제 적정 사용 정보 가이드라인 개발」을 토대로 살펴보면, 쌍화탕에는 당귀, 천궁, 작약 등 혈을 강하게 추진하는 제제가 들어 있기 때문에 전문가 조언에 따라 신중하게 투여해야 하는 처방이라고 봐야 합니다. 당귀, 천궁, 작약 등은 기능성 건강식품 등에도 다수 포함되어 있고, 음식에도 포함되는 경우가 많기 때문에 임신부의 경우 주의할 필요가 있습니다.

너무나 익숙한 쌍화탕도 알고 보면 아무나 복용할 수 없다는 것을 꼭 기억해 주시면 좋겠습니다. 한약 제제도 약이기 때문에 복용하기 전에는 반드시 전문가와 상의해 주시는 것도 잊지 말아 주세요.

11

근육 이완제를 먹었는데
배가 아파요

손님   약사님, 여기 담이 좀 들었나 봐요. 갑자기 어깨와 등이 뭉치고
아프네요. 혹시 여기에 먹을 만한 약이 있나요?

약사   근육을 갑자기 쓰거나 무리하셨나 봐요?

손님   네, 요즘 너무 집에만 있고 운동을 안 하는 것 같아서 홈 트레이
닝을 했거든요. 팔굽혀펴기를 했는데 등 근육이 딱 뭉쳤네요.

약사   에고, 많이 아프겠어요. 근육 이완제와 진통제가 같이 들어 있
는 약을 드릴 테니 드셔 보세요. 빈속에 드시면 안 되고 꼭 식후
에 드셔야 해요. 또 약을 먹으면 졸릴 수 있으니 운전 등을 하지
않도록 주의해 주세요.

손님   네, 알겠습니다.

   며칠 후 손님이 다시 방문하셨네요.

손님   약사님, 지난번 약 한 번 더 주세요. 상비약으로 좀 사다 놓고 싶
네요.

약사	네, 알겠습니다. 약 드시고 불편한 점은 없으셨어요?
손님	약사님 말처럼 위장 장애가 있더라고요. 빈속에 먹었다가 명치 부위가 좀 아파져서 그다음부터는 무조건 식사 후에 먹었어요. 조금 변비기가 있는 것 같기도 하고…….
약사	네, 약이 위장관 근육에도 작용하기 때문이에요. 약을 과용하지 마시고, 꼭 증상이 있을 때만 드셔요.
손님	네, 알겠습니다.

잠을 잘 못 자거나 갑자기 운동을 하면 담이 들게 됩니다. 일상적으로 쓰는 담痰이라는 말은 한방에서 쓰는 용어로, 체내에 정체된 노폐물의 일종을 뜻해요. 한자 구성을 보면 병들어 기댈 녁疒 자에 불꽃 염炎 자가 들어 있는데, 이때의 염炎이 염증이라는 뜻입니다. 즉, 염증으로 인해 질병이 생긴 것을 담痰이라고 부르는 것이죠. 일상적으로 "담이 들었다."라고 표현하는데 근육을 과도하게 사용하거나 갑자기 사용해서 생기는 통증을 이르는 말입니다. 서양 의학에서는 이를 근막 통증 증후군이라는 병명으로 부릅니다.

서울 아산 병원 홈페이지 질환 백과에서는 근막 통증 증후군을 "근육의 외상이나 과다한 사용, 정신적 스트레스 등으로 인해 근육 또는 근막근육을 둘러싸고 있는 얇고 투명한 막에 통증 유발점이 생기고, 이에 동반하여 연관통과 운동 제한 등의 여러 증상이 발생하는 질환을 의미"한다고 설명하고 있습니다.

이 증상이 발생하는 이유는 근육에 미세한 손상이 발생하면서 염증 물질이 분비되고 근육이 수축하거나 혈액 순환에 문제가 생겨 근육에 영양, 산소 공급이 어려워지고 젖산 등 노폐물이 쌓이게 되면서 나타난다고 합니다. 이를 보면, 한방에서 이르는 담이나 서양 의학에서 말하는 근막 통증 증후군이나 크게 다르지 않음을 알 수 있어요.

근막 통증 증후군이 심하다면 병원 치료를 받아야 하지만, 경증의 경우에는 스트레칭과 마사지를 하면서 통증을 완화시키기 위한 비스테로이드성 항염제진통제나 근육 이완제를 복용하는 것도 좋은 방법입니다. 클로르족사존은 일반 의약품 근육 이완제로 병원 처방 없이 약국에서 구입할 수 있기 때문에 흔히 사용되지요.

근육 이완제는 중추성과 말초성으로 나뉩니다. 말초성 근육 이완제는 근육 신경에 직접 작용하는 제제고, 중추성 근육 이완제는 뇌나 척수에 작용해서 근수축을 막습니다. 클로르족사존은 중추성 근육 이완제에 속합니다.

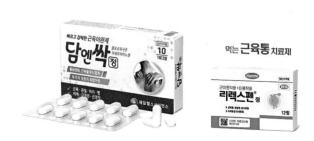

클로르족사존, 아세트아미노펜이 복합된 근육 이완제들

클로르족사존은 반사 신경을 담당하는 척수 반사궁을 억제해서 근육이 급격하게 수축하는 것을 막아 줍니다. 이런 효과로 경련성 증상이나 쥐가 났을 때 효과적으로 사용할 수 있습니다. 물론 근육 이완제를 사용한다고 해도 근막 통증 증후군이 낫는 것은 아닙니다. 손상된 근육이 회복되고 근육 조직에 쌓여 있던 노폐물이 제거된 상태에 이르러야 치료가 되었다고 할 수 있습니다. 이때 약은 근육 수축을 완화해 해당 부위의 순환을 개선하고 통증을 줄여 주는 역할을 함으로써 치료를 돕는 것이고요. 따라서 약 복용을 중단하면 다시 통증이 나타날 수 있다는 점을 기억해 두어야 합니다. 근육 이완 효과는 약 복용 후 1시간 이내에 나타나며 지속 시간은 6시간 정도입니다. 약을 복용하는 간격을 잘 지켜 주는 것이 좋겠습니다.

클로르족사존을 복용하면 신경을 무디게 만들기 때문에 졸릴 수 있습니다. 당연히 운전이나 집중을 요하는 작업을 할 때 주의해야 합니다. 이 약을 먹었을 때 위장 장애는 흔히 있는 부작용입니다. 클로르족사존이 척수에 작용한다고 말씀드렸죠. 이곳은 자율 신경이 지나는 곳이기도 합니다. 위장관은 자율 신경의 지배를 받는데, 클로르족사존이 신경 전달을 억제함으로써 위장관에 전달되는 자율 신경에도 영향을 주게 됩니다. 이 때문에 메스꺼움, 복통, 변비를 유발하고 설사, 위산 과다로 인한 속 쓰림 등 증상이 나타날 수 있어요.

앞의 사례에 나온 환자도 위장이 예민한 사람으로 클로르족사존을 공복에 복용함으로써 위장관 부작용이 나타났던 것이죠. 이때는 식후에 복용하면 증상이 덜해질 수 있습니다.

클로르족사존은 간에서 대사를 받는 약물입니다. 만약 간 기능이 떨어진 환자라면 주의해서 사용해야 합니다. 당연히 약 복용 중에는 술을 마시면 안 되겠죠. 알코올은 중추 신경을 과도하게 억제할 뿐 아니라 간에도 부담을 주기 때문입니다. 혹시 약 복용 중 발열, 발진, 식욕 부진, 구역, 구토, 피로, 측두통 등 증상이 나타나면 약 복용을 중단하고 신속히 의사 진료를 받아야 합니다.

클로르족사존은 간에서 대사된 후 대부분 소변으로 배출됩니다. 이때 소변 색이 노랗거나 붉게 변할 수 있습니다. 이 증상은 약을 중단하면 바로 사라지기 때문에 크게 걱정하지 않아도 됩니다.

2019년도 의약품 부작용 보고 동향 분석에 따르면 가장 많이 보고된 부작용 증상이 오심 속이 울렁거리거나 구역감이 있으면서 신물이 올라오는 증상 이라고 합니다. 그만큼 위장관 부작용은 흔히 나타난다고 볼 수 있어요. 같은 위장관 부작용이지만 약 성분에 따라서 대처를 달리해야 할 수 있기 때문에 혹시 약을 복용한 뒤 불편한 증상이 있다면 약사와 꼭 상의해야 합니다.

12

독감 치료제를 먹고 나서
설사가 생겼어요

약사   "김민서 어린이, 약 나왔습니다. 배탈이 났었나 봐요?"

민서는 6세 여자아이입니다. 평상시에는 씩씩하고 활발한 친구인데, 오늘 따라 축 처져서 기운이 없어 보입니다. 설사로 고생했는지 통통했던 볼이 수척해졌어요.

손님   "네. 지난 주말 열이 심하게 나서 응급실에 갔다 왔는데, 글쎄 독감이래요. 독감약 타미플루 현탁액을 먹고 열이 내려서 다행이다 싶었죠. 그런데 장염이 다시 왔는지 밤새 설사를 심하게 했어요."

어머님도 밤새 잠을 설쳤는지 피부가 까칠해 보였어요.

약사   "그랬군요. 고생하셨어요. 이번 설사는 독감 때문에 발생했을 수도 있지만, 타미플루 현탁액 때문에 생긴 것일 수도 있어요."

<table>
<tr><td>손님</td><td>"그래요? 약 받을 때 그런 이야기는 없었는데요. 그냥 아이 잘 관찰하라고만 하고⋯⋯ 그럼 어떡해야 할까요? 약을 끊어야 하나요?"</td></tr>
<tr><td>약사</td><td>"아뇨. 독감약은 5일 요법으로 마무리해야 돼요. 일단 소아과에서 위장약을 처방해 주셨으니 약을 복용해 보고 상태를 살펴봐 주세요. 수분, 당분, 미네랄을 충분히 섭취해 주시는 것도 잊지 마시고요."</td></tr>
<tr><td>손님</td><td>"네⋯⋯ 알겠습니다."</td></tr>
</table>

어느새 무더운 여름이 지나가고 찬 바람이 불고 있습니다. 기온 차가 큰 환절기가 되면 알레르기와 감기 환자가 많아지지요. 병원, 약국도 덩달아 바빠집니다. 감기는 바이러스 감염 질환으로 으슬으슬 춥고 열이 나며 두통 몸살이 있죠. 알레르기는 면역 과민 반응 때문에 나타나며 콧물, 코 막힘, 재채기, 가려움 등 증상이 나타납니다. 감기는 잘 쉬면서 증상에 따라 약을 복용하면 일주일 정도 지나 낫지만, 알레르기 증상은 계절이 지나가기 전까지 계속 증상이 유발되므로 꾸준한 관리가 필요합니다.

독감은 '독한毒 감기感'를 뜻하지만 일반 감기와는 다른 인플루엔자 바이러스 감염증입니다. 전신 증상인 발열이 심하고, 두통과 몸살, 피로감, 기침, 인후통, 코 막힘 등이 격렬하게 나타나죠. 아이의 경우 속이 메스껍고 토하며 설사하는 등 위장관 증상도 나타납니다. 감기는 약을 먹지 않고 잘 쉬기만 해도 나을 수 있지만, 독감은 독감 치료제인 항바이러스제를 사용해서 치료해야 합니다. 독감 자체보다는 같이 오는 합병증이 무섭기 때문입니다. 독감 합병증은 폐렴, 중이염 등 호흡기 증상뿐만 아니라 심근염, 심낭염 등 심장 질환까지 유발할 수 있습니다. 매년 전 세계적으로 25~50만 명이 독감으로 사망할 정도로 사망률도 높은 편입니다. 이처럼 독감은 한번 걸리면 심한 증상으로 괴롭기 때문에 무엇보다 예방이 중요합니다.

다들 알다시피 독감 예방에 가장 좋은 방법은 개인 위생을 철저히 하고 유행 시기에 앞서 예방 접종을 하는 것입니다. 독감은 일반적으로 12~3월까지 유행하기 때문에 예방 접종은 늦어도 11월 2주까지는 끝내야 합니다. 사실 안전한 것은 10월 중순까지 접종을 마치는 것이죠. 감기에 걸려 열이 나거나 신체 컨디션이 좋지 않으면 접종할 수 없기 때문에 노약자나 어린이, 임산부는 시기를 잘 선택해야 합니다. 임산부는 꼭 불활성화 백신만 사용해야 합니다. 국내 백신은 일부 연령대를 제외하고는 불활성화 백신을 사용하기 때문에 안심하셔도 좋습니다. 단, 접종할 때 확인할 필요는 있겠죠? 독감 예방 주사 백신은 세계 보건 기구^{WHO}에서 유행할 것으로 예측되는 인플루엔자 유형을 발표하면 로슈, 녹십자 등 제약 회사가 만들기 시작합니다. A형 두 종류와 B형 한 종류가 들어 있는 '3가 백신'은 정부에서 무료로 접종하고 있으며, A형 두 종류와 B형 두 종류가 들어 있는 '4가 백신'은 전액 본인 부담으로 맞아야 합니다. 독감 예방 접종을 한 후 3시간 정도는 혹시 모를 증상 발현에 관심을 갖고 지켜보고 3일 정도는 무리하지 않도록 합니다. 이렇게 예방 활동을 했다고 해서 독감에 안 걸리지는 않습니다. 세계 보건 기구 예측이 틀렸거나 해당 지역에 종류가 다른 바이러스가 유행하면 독감에 걸릴 수 있습니다. 이때는 독감 치료제를 복용하면 좋습니다.

독감 치료제로는 흡입 치료제인 자나미비르, 주사제인 페라미비르, 경구제인 오세타미비르와 발록사비르가 있습니다. 이 중 가장 많이 사용하는 성분은 오세타미비르로, '타미플루'라는 이름을 씁니다. 자나미비르는 7세 이상부터 접종할 수 있고, 페라미비르는 2세부터 접종할 수 있습니다. 하지만 주사로 맞아야 하기 때문에 생후 2주 이상 전 연령대에서 사용할 수 있는 오세타미비르가 가장 많이 사용하는 독감 치료제라고 할 수 있겠습니다. 독감 치료제는 증상이 나타나는 48시간 이내 투여를 시작해야 합니다. 이것이 독감 유행 시기에 열이 나기 시작하면 빨리 병원에 가서 독감 검사를 해야 하는 이유이지요. 1회 요법 주사제 페라미비르와 경구제 발록사비르를 제외하고 자나미비르와 오세타미비르는 1일 2회 5일 요법으로 사용합니다. 독감 치료제를 3일 정도 복용하면 바이러스 억제 효과 때문에 증상이 완화됩니다. 이때 많은 사람이 약을 중단하는데, 이러면 남은 바이러스가 다시 증식할 우려가 있습니다. 약화된 바이러스가 독감 증상을 다시 일으키지 않더라도 내성을 획득해 독감에 걸렸을 때 독감 치료제가 효과가 없을 수 있고, 호흡기를 통해 다른 사람에게 전파될 우려가 높기 때문에 자신과 타인을 위해서라도 독감 치료제 복용 기간은 꼭 지켜 주세요.

독감에 걸렸음에도 독감 치료제 복용을 거부하는 사람들은 대부분 환각, 섬망 등 신경정신계 이상 반응이 무섭기 때문일 것입니다. 실제 저도 약국에서 근무하는 동안 오세타미비르 현탁액을 복용한 후 '악몽을 꾸거나 소리를 지른다'는 아이들을 종종 보았습니다. 하지만

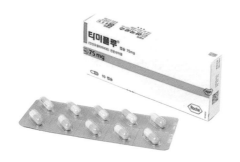

가장 많이 사용하는 독감 치료제 타미플루

이 증상이 항바이러스제 때문인지 고열을 수반하는 독감 증상의 일종인지는 아직 확실히 밝혀지지 않았습니다. 이런 증상은 청소년 이하 어린이에게 자주 나타난다고 알려져 있지요. 독감 치료제를 복용했더라도 증상이 완화되는 데 3일 정도 소요되므로, 이 기간 동안에는 환자를 혼자 두지 않도록 보호자께서 신경 써 주세요. 실제로 약국에서 가장 흔히 접한 부작용은 위장 장애입니다. 보통 메스껍거나 구토를 하는 정도의 증상을 호소하는데, 복통과 설사를 수반하는 경우도 많습니다. 민서도 바로 이런 부작용 때문에 불편함을 호소한 경우입니다. 사실 타미플루 설명서에 따르면 구역, 구토의 경우 확실한 부작용발생률이 위약과 9% 차이으로 알려져 있습니다. 그러나 설사는 그렇지 않다고발생률이 위약과 별 차이가 없음 표시되어 있는데, 임상에서는 간혹 나타나는 부작용입니다. 혹시 위장 장애가 발생하더라도 임의로 약을 중단하지 말고 병원에 문의해 주세요. 상황에 따라 위장 운동 조절제나 지사제를 처방받게 될 것입니다. 잘 알려지지 않은 오세타미비르 부작용 중 하나는 바로 저체온증입니다. 오세타미비르 복용 환자에게서 흔히 듣는 말이 바로 약을 복용하면 고열이 뚝 떨어진다는 것입니다. 해열제로도 안 듣던 열이 뚝 떨어진다고 정말 효과가 좋다고 말하기도 합니다. 이런 작용은 바이러스 억제 효과 때문에 나타난다고도 볼 수 있지만, 이외에도 오세타미비르는 체온 중추에 작용해서 체온을 떨어뜨린다고 합니다. 이런 이유로 약을 복용한 후 저체온이 올 수 있는데요. 잦은 빈도는 아니지만 실제로 항바이러스제 복용 후 저체온 부작용이 보고되고 있습니다. 독감은 고열을 수반하기 때문에 비스테로이드성 항염 진통제와 아세트아미노펜을 교차 복용하는 경우가 많아 자칫 약 복용 중 저체온이 유발될 가능성을 잊으면 안 되겠습니다. 만약 약을 복용한 후 오한이 심하고 피부가 창백해지고 자꾸 자려고 하거나, 정신을 못 차리고 말을 똑바로 하지 못하며 어지러워 하거나 자극에 반응을 보이지 않는다면 담요 등을 덮어 보온을 유지하고 따뜻한 물을 복용하게 해 주세요. 그리고 추가적으로 약을 복용하기 전 병원에 방문해서 상태를 점검받아야 합니다. 보온을 유지하는 데도 저체온이 회복되지 않는다면 신속하게 응급실을 방문해야 합니다.

어떤 약이든 부작용이 없지는 않습니다. 부작용을 얼마나 알고 제대로 대처할 수 있는지가 중요하겠죠. 약은 건강을 회복하려고 복용하는 것인 만큼 '카더라' 통신이나 '공포만 유발하는 정보'는 피해 주는 것이 좋습니다. 걱정되는 부분이 있다면 꼭 의사, 약사와 상의하는 것 잊지 말아 주세요.

2장

약을 먹었더니
어지럽고 잠이 안 와요

신경·정신 관련 증상

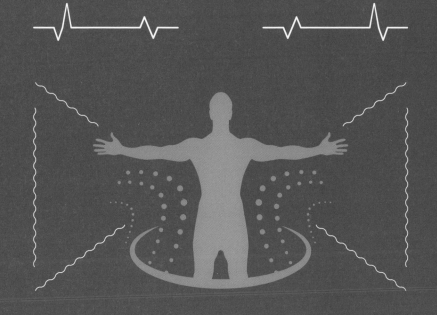

01

한약 제제 감기약을 먹었더니
잠이 안 와요

띠로띠로띠로띠로리 띠로리라~

바삐 움직이는 약국 사이로 전화벨 소리가 미끄러지듯 흘러나옵니다. 오전 영업 시작한 지 얼마 되지 않아 정신없는 시간이라 바로 전화를 받지 못했지요. 두 번 반쯤 음악이 반복되고 나서야 전화를 받을 수 있었습니다.

약사   감사합니다. 밝은미소약국입니다.

손님   전화 연결이 참 어렵네요. 뭐 좀 물어볼 게 있어서 전화했어요.

약사   죄송합니다. 전화 올 때 마침 정신없이 바빠서 늦게 받았네요. 어떤 것이 궁금하신가요?

손님   제가 콧물약을 사 먹었는데, 잠이 안 와서요. 보통 콧물약은 졸리다고 하던데, 어젯밤을 꼬박 새워서 힘들어 죽겠어요.

수화기 너머 들리는 목소리에는 짜증 반 피곤함 반이 섞여 있었습니다.

약사	그러셨어요? 많이 불편하셨겠네요. 언제 구입하신 약인가요?
손님	지난번에 약국에서 알약과 가루약을 같이 구입했어요. 그때는 두 번 먹고 괜찮아서 놔뒀다가 다시 먹었는데요. 어제는 꼬박 잠을 자지 못했네요.
약사	혹시 약 이름을 알 수 있을까요?
손님	알약은 하디코정이고 가루약은 소청룡탕과립이라 적혀 있어요.
약사	그러셨군요. 하디코정에는 슈도에페드린염산염이 들어 있어요. 소청룡탕에는 마황이 들어 있고요. 이 두 가지 성분을 같이 복용하면 콧물에는 효과가 좋은데, 상황에 따라 잠이 오지 않을 수 있습니다. 혹시 커피 같은 카페인 음료를 드시진 않으셨어요?
손님	할 일이 많고 피곤해서 평소보다 커피를 많이 먹긴 했어요…….

2017년, 프로 야구 선수인 ○○○ 선수는 피부 질환이 있어 한의원에서 치료를 받았습니다. 현역으로 선수 생활을 하고 있는 만큼 도핑 테스트에 문제가 없는 약물로 처방해 달라고 부탁했지요. 그해 5월 이 선수가 부상으로 경기에 나갈 수 없게 되자, 한의원에서는 치료 목적으로 마황이 함유된 한약을 처방했습니다. 하지만 선수는 이 사실을 알지 못했고, 도핑 테스트에서 충격적인 결과를 받아야 했습니다. 금지 약물 복용으로 다음 시즌에 36경기 출장 정지 징계를 받은 것이죠. 이 사건은 선수 개인에게도 큰 시련이 되었지만, 의약계에도 큰 논란을 일으켰습니다.

마황은 한국, 중국, 일본의 전통 의학에서 오랫동안 사용해 온 약이지만, 미국에서는 1990년대부터 다이어트나 운동 능력 향상 등을 위한 건강 기능성 식품으로 판매되었습니다. 한의사나 약사가 증상에 따라 마황을 선택해 주는 동양 3국과 달리 미국에서는 개인의 무분별한 사용으로 부작용 사례가 급증했고, 급기야 미국 식품 의약국에서는 2004년 마황 또는 에페드린 성분이 포함된 건강 기능 식품 판매를 금지하기에 이르렀습니다. 당연히 그 이후 부작용 사례도 급감하게 되었지요. 이런 상황에서 국내에서도 마황에 대한 논란이 증폭된 것입니다.

마황에는 교감 신경을 자극하는 약물인 에페드린이 함유되어 있습니다. 에페드린이 몸에 흡수되면 심장 박동을 빠르게 하고 에너지 대사를 촉진합니다. 또 혈관을 수축하고 분비물을 줄여 줍니다. 이런 효과 때문에 콧물, 가래 등 호흡기 질환에서부터 근골격계 질환, 피부 질환은 물론 비만 치료에까지 다양하게 사용되었던 것입니다.

문제는 과도한 교감 신경 흥분에 의한 부작용입니다. 마황은 신경 과민, 불안, 불면증, 두통, 메스꺼움, 구토 및 비뇨기 문제와 같은 부작용을 일으킬 수 있어요. 더 심각하게는 고혈압, 심장 박동 이상, 뇌졸중, 발작, 중독 심지어 사망까지 일으킬 수 있지요. 이 때문에 우울증, 고혈압, 녹내장, 심장병, 전립샘 비대증, 소변 장애, 발작 장애, 뇌혈관 장애, 정신 장애, 갑상샘 질환 또는 당뇨병과 같은 질병이 있는 경우에는 주의해야 합니다. 특히 심혈관계 부작용이 심각하기 때문에 에페드린 남용으로 심혈관 질환이 생기는 사례 보고가 많이 되어 있기도 합니다.

국내에서도 이미 2004년 논란이 있었는데 식품 의약품 안전처에서 안전 가이드라인을 배포해 일단락 지었습니다. 배포 자료에 따르면 미국의 경우 12세 이상 성인 기준 에페드린 성분은 1일 150mg 이하로 복용하도록 하고 있습니다. 또 국내 일반 의약품 감기약의 경우 염산에페드린은 1일 75mg, 슈도에페드린염산염은 1일 240mg인데, 현재 시판된 한약 제제에 함유된 양은 이보다 훨씬 낮으므로 안전하다는 것이었죠.

『대한약전』에 따르면, 평균적으로 마황에 포함된 에페드린 성분은 0.7%로 보고 있습니다. 다빈도 감기약인 갈근탕엑스과립 함량을 살펴보면 1회 복용량에 마황이 2.67g이 들어 있어요. 평균 에페드린 함유량 0.7%로 계산해 보면 1회 18.69mg, 1일 3회 복용 시 약 56mg의 에페드린을 복용하게 됩니다. 이것은 미국에서 정한 용량 150mg보다 한참 적은 양이죠. 그리고 마황이 함유된 처방인 소청룡탕과립을 1일 3회 3일간 복용한 경우 에페드린이 48시간 이내에 100% 배출된다는 연구 결과도 있습니다.

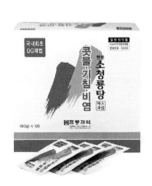

마황이 포함된 대표 한약 제제 소청룡탕

즉, 시판된 감기약에 함유된 마황 함량은 매우 낮고, 함유된 한약 제제를 복용했다고 하더라도 체내에 에페드린이 오랫동안 머물지 않는다는 것을 알 수 있어요. 그러니 환자가 마황이 함유된 것을 알고 있고, 전문가 의견에 따라 복용한다면 괜찮다는 것이죠. 정작 문제는 마황이 함유된 것을 모르고 다른 약물을 중복해서 복용할 때 발생하게 됩니다.

마황이 함유된 한약 제제는 갈근탕, 갈근탕가천궁신이, 소청룡탕, 방풍통성산, 거풍지보단, 오적산 등이 있고 생약 제제로는 자모 등이 있습니다. 이 약들은 일반 의약품이라 쉽게 구입할 수 있지만, 이름만 봐서는 마황이 들어 있는지 알기 어렵습니다. 또 한의원에서는 처방전을 공개하지 않아도 되므로, 어떤 약을 처방받았을 때 그 약에 마황이 함유되어 있는지 알 방법이 없는 경우가 많습니다. 만약 이런 약을 복용하면서 감기 등 증상이 있어 콧물약 또는 가래약을 함께 복용한다면 에페드린 1일 허용량에 근접하게 되어 부작용이 나타날 가능성이 높아집니다. 더군다나 교감 신경 작용 약물에 예민한 경우, 카페인을 다량으로 섭취한 경우, 스트레스 등으로 과도하게 흥분한 상태나 운동을 심하게 하는 경우에는 더욱 위험하겠죠.

앞 환자의 경우 카페인 등을 과하게 복용한 뒤 슈도에페드린이 포함된 하디코정과 소청룡탕을 동시에 복용함으로써 불면이 나타난 사례라고 볼 수 있겠습니다. 만약 심장이 안 좋은 환자였다면 더 큰 문제가 발생할 수 있었을 것입니다. 또 마황은 항우울제, 혈압약, 기관지 확장제 등을 복용 중인 경우 약물과 상호 작용을 일으키기 때문에 다른 약물을 복용할 때는 특히 더 주의해야 합니다.

마황은 중독성 약물로도 알려져 있습니다. 에페드린은 교감 신경을 자극해 에너지 소비를 높이고 운동 능력을 향상시키기 때문에 남용하기 쉽습니다. 또 흥분성 약물 암페타민과 구조가 비슷하기 때문에 뇌 신경계에 직접 작용할 수 있지요. 에페드린 성분의 감기약을 이용하면 메스암페타민^{필로폰}을 만들 수 있다고 해 사회 문제가 된 적도 있습니다. 따라서 마황을 전문가 지시 없이 장기간 사용한다면 신체적으로 문제가 발생할 가능성이 매우 높습니다. 다행히 마황은 복용을 중단했을 때 금단 증상을 크게 보이지는 않습니다. 하지만 남용 가능성을 무시할 수 없지요. 우리나라의 경우 경동 시장 등 약재를 파는 곳에 가면 쉽게 마황을 구할 수 있기 때문에 그 위험성은 더욱 높다고 볼 수 있습니다.

일반 의약품으로 나와 있는 마황 함유 한약 제제는 약국에서 구입이 가능합니다. 또 치료용으로 한의원에서 짓는 한약에도 들어 있는 경우가 많습니다. 따라서 교감 신경에 작용하는 약물에 민감하거나 혈압약 등 지속적인 약을 복용하고 있는 경우라면 반드시 약사, 한의사에게 말해 주서야 합니다. 또 개인적으로 복용 중인 기능성 건강식품이나 한약재 등도 말씀해 주서야 부작용을 최소화할 수 있습니다. 흔히 구하기 쉬운 약이라고 해서 안전하다고 생각하는 것은 잘못이라는 점을 꼭 기억해 주세요.

비만도 과체중도 아닌데
식욕 억제제를 끊을 수 없다고요?

약사 　김소영 님 안녕하세요.

김소영 님은 한눈에 봐도 수척해 보이는 30대 초반 여성입니다. 오늘은 호흡기 질환으로 인해 병원 방문 후 약국에 오셨습니다. 저는 조제 전에 처방 내용을 먼저 확인했지요.

약사 　오늘은 열과 콧물이 나고 코 막힘이 있었나 봐요?

손님 　네.

약사 　항생제도 포함된 처방이고요. 평소 항생제 알레르기 등은 없으셨지요?

손님 　네, 없어요.

약사 　조제하는 데는 2~3분 정도 걸립니다. 잠시만 기다려 주세요.

원래 쾌활하신 분인데 오늘은 평소보다 기분이 좋지 않은지, 퉁명스레 짧게 답만 하셔서 조금 의아했습니다.

약사   김소영 님 약 나왔습니다. 오늘 약은……, 약 드시면……, 이럴 수 있어요. 혹시 다른 약이나 건강 기능 식품 등을 드시는 것은 없나요?

손님   다른 건 없고요. 디에타민 먹고 있어요.

디에타민정은 식욕 억제제입니다. 김소영 님은 한눈에 봐도 마른 체격인데 식욕 억제제라니요?

약사   식욕 억제제는 오전에 드시죠? 오늘 약에도 교감 신경 항진제가 들어 있어 같이 드시면 입이 마르거나 시야가 흐려지는 증상이 있을 수 있어요. 또 소변이나 대변이 불편해질 수 있고, 심하면 저녁에 잠이 잘 안 올 수 있어요. 식욕 억제제는 바로 끊을 수 없으니 불편한 증상이 생기면 처방받으신 병원에 꼭 문의해 주세요. 그런데 체중이 많이 나가지 않는 것 같은데 식욕 억제제는 왜 드세요?

개인적인 질문이라 조심스러웠지만 묻지 않을 수 없었습니다. "무슨 참견이세요!"라며 싫은 소리를 하신다 하더라도 혹시 약물 남용 상태일 수 있으니까요.

손님   약을 많이 받아 보았지만 약사님처럼 질문하는 사람은 처음이네요. 그게…… 식욕 억제제를 안 먹으면 살이 금방 찌고 컨디션이 너무 나빠져서 계속 먹게 돼요.

다행히 김소영 님은 제 질문에 기분 나빠 하지 않고 솔직하게 대답해 주셨습니다. 그리고 이렇게 물으셨어요.

손님   끊으면 끊겠지만 그게 쉽지 않네요. 중독되는 거 아니겠죠?

김소영 님은 아마도 약을 먹으면 좋지 않음을 알면서도 계속 먹게 되는 자신이 걱정되기도 하고 실망스러운 마음도 들었을 것입니다.

약사   중추에 작용해서 식욕을 억제하는 제제들은 사람을 흥분시키는 부작용이 있어요. 그러니 약물을 갑자기 중단하면 기분이 우울해지고 의욕이 떨어질 수 있어요. 오랫동안 드셨다면 약을 천천히 줄이는 방법으로 요요 현상이나 컨디션 난조를 막을 수 있습니다. 다행히 디에타민은 중단해도 금단 증상이 생기지는 않는다고 해요. 자주 가시는 병원에 방문하셔서 약물 감량과 중단 요법을 상의해 보세요.

손님   그래요? 저는 약을 먹다가 딱 끊었을 때 오늘처럼 기분이 다운되었는데 다 이유가 있었군요. 감량과 중단 요법을 반드시 상의해 봐야겠어요. 감사합니다.

2019년, 식약처에서 흥미로운 데이터를 공개했습니다. 마약류 통합 관리 시스템 데이터를 활용해 식욕 억제제 처방 정보를 분석한 후 발표한 것이죠. 2018년 7월부터 2019년 4월까지 10개월 동안 식욕 억제제를 처방받은 국민이 116만 명이나 되었다고 합니다. 국민

45명당 1명꼴로 식욕 억제제를 복용했다는 것인데, 만약 0~19세를 제외한 인구 약 4,100만 명으로 생각해 보면 35명 중 1명꼴이 됩니다. 성비로 복용 비율을 따졌을 때 여성이 105만 명[92.7%]으로 압도적으로 많아요. 성인 남녀 비율을 대략 50%로 놓고 계산해 본다면 성인 여성 20명 중 1명이 식욕 억제제를 복용한 것입니다. 식약처로부터 인증받은 억제제는 펜터민염산염, 펜디메트라진타르타르산염, 디에틸프로피온염산염, 로카세린염산염수화물, 마진돌이며 이중 펜터민염산염 복용이 74만 명으로 다른 네 개의 성분을 합친 것보다 많다고 합니다.

정말 많은 국민, 아니 여성들이 식욕 억제제를 복용하고 있는 것을 알 수 있습니다. 이런 현상은 체중이 적게 나가는 것을 미의 기준으로 보는 사회 인식이 한 원인이겠지만, 이와 관계없이 약 복용 후 느끼는 컨디션 변화도 반복적으로 약을 복용하게 하는 이유가 되기도 합니다.

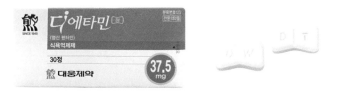

펜터민염산염이 주성분인 디에타민정

펜터민염산염은 미국 식품 의약국에서 1959년 승인을 받은 뒤 오랜 기간 동안 사용해 온 식욕 억제제로, 중추 흥분제인 암페타민과 구조가 유사합니다. 이들 중추 흥분제는 뇌신경 전달 물질인 노르아

드레날린 분비를 자극합니다. 증가된 신경 전달 물질이 식욕을 조절하는 시상하부 ß-아드레날린 수용체를 자극하면서 식욕을 억제하지요. 극도로 흥분되는 게임이나 운동을 할 때 밥 생각이 안 나는 것을 생각해 보면 쉽게 이해가 될 것입니다.

복용 시간도 중요합니다. 과도한 흥분으로 불면 등 수면에 문제가 발생할 수 있기 때문에 오후 복용은 피하도록 권하고 있습니다. 약을 복용하면 3~4.4시간에 혈중 최고 농도에 이르며 12~14시간 동안 식욕 억제 효과를 보입니다. 아침 8시에 약을 복용하면 저녁 10시까지 식욕이 뚝 떨어지게 되는 것이죠. 이 때문에 펜터민염산염 복용 시간은 오전 식전 또는 식후 1~2시간으로 되어 있습니다.

문제는 이런 약물들은 식욕을 억제하는 것뿐만 아니라 중추 신경을 지속적으로 흥분시킨다는 데 있습니다. 약물 복용 후 나타나는 과잉 자극, 불안, 현기증, 불면증, 행복감, 떨림, 두통 등은 이런 과흥분 때문에 나타납니다. 폐 고혈압, 판막 질환 등 심혈관 질환이나 녹내장 등을 악화시킬 수 있으며 교감 신경 흥분으로 인한 항콜린 작용이 나타나 소화관 장애 등을 일으키기도 하죠. 두드러기 발생이나 성욕 감퇴 등 부작용 사례도 보고되고 있습니다.

펜터민염산염과 같은 중추 흥분제들은 다른 약물과 복용 시 부작용이 더욱 심해질 수 있습니다. 주의해야 할 대표적인 약물은 모노아민 산화 효소 억제제MAOI, Monoamine oxidase inhibitor 계열의 항우울제입니다. 고혈압 위험도가 높아지기 때문에 항우울제 복용 14일 이내에 펜터민염산염을 추가로 복용하는 것은 금기입니다.

술 또한 부작용 유발을 높입니다. 앞에서 말씀드렸듯 펜터민염산염은 하루 종일 약효가 유지되기 때문에 약을 복용한 날 술을 마시면 중추 흥분 부작용이 더욱 심해질 수 있습니다. 또 펜터민염산염 복용으로 교감 신경이 흥분해 혈압이나 혈당이 조절되지 않을 수 있습니다.

이런 다양한 부작용 때문에 대한 비만 학회는 비만 치료 지침에 체질량 지수 25 이상인 환자가 비약물 치료로 체중 감량에 실패한 경우 약물 처방을 고려한다고 명시하고 있습니다. 또 약물 치료 시 반드시 식이 요법, 운동 요법, 행동 치료를 병행하며, 약물 치료 시작 후 3개월 내에 5% 이상 체중 감량이 없다면 약물을 중단하거나 변경하도록 규정하고 있지요.

+ TIPS

체질량 지수 구하는 법

체질량 지수는 '몸무게÷(키×키)'라는 식으로 간단하게 구할 수 있는데, 몸무게가 60킬로그램이고 키가 160센티미터(1.6미터)인 사람의 체질량 지수는 60÷(1.6× 1.6)=23.4375가 됩니다.

펜터민염산염과 같은 중추 흥분 식욕 억제제는 수 주 내에 내성이 나타난다고 알려져 있습니다. 이때는 용량을 늘리는 것이 아니라 투여를 중단해야 합니다. 펜터민염산염의 치료 기간은 4주로 정해져 있어요. 4주 연속으로 복용했다면 중단해야 하는 것이죠. 하지만 많은 사람이 이보다 더 오래 약물을 복용하는 것을 볼 수 있습니다. 중추 흥분제를 복용하다가 중단하면 피로, 우울감, 의욕 저하 등 증상이 나타나기 때문에 약을 쉽게 중단하지 못하는 경우도 흔합니다. 앞에서 소개한 김소영 님 역시 체중이 많이 나가지 않지만 이런 느낌 때문에 약을 계속 먹었던 것입니다.

식품 의약품 안전처는 펜터민염산염을 향정신성 의약품으로 규정하고 있고, 미국 마약 단속국에서도 약물 관리법에 따라 통제 물질로 분류해 철저하게 관리하고 있습니다. 중추 흥분제 특성상 남용할 우려가 있기 때문입니다.

최근 연구에 따르면 펜터민을 복용하다 중단해도 금단 증상이 나타나지 않았다고 합니다. 또 비만 환자의 경우 체중 감량으로 심혈관 질환이 오히려 감소했다는 연구 결과도 있어요. 이런 경우는 비만 판정을 받은 사람이 의사의 정확한 지시에 따라 사용했을 때 얻을 수 있는 이득입니다. 하지만 적정 체중인 경우에는 득보다는 몸에 미치는 폐해가 더 크기 때문에 권할 수 없습니다. 더군다나 허가된 치료 기간 이상으로 사용하는 것은 더욱 안 되겠지요.

많은 환자들이 펜터민염산염을 복용하고 있다는 것은 그만큼 많은 사람들이 기분 변화 등 부작용에 시달리고 있다는 말이기도 합니다. 약을 끊지 못하고 계속 남용하는 경우도 흔히 볼 수 있습니다. 비만이나 과체중이 아닌데도 식욕 억제제를 장기간 복용하고 있다면 반드시 의사, 약사와 상의해 주세요. 지금 몸이 감지하고 있는 기분 좋은 느낌은 단지 약으로 만들어진 인위적인 것일 수 있습니다.

펜터민 함유 식욕 억제제

노브제정 대화

레티스정 비보존제약

메타맥스정 구주

씬스펜정 조아

웰트민정 서울

판베시서방캡슐 부광

페스틴정 대한뉴팜

펜타인정 일동제약

펜터미정 제이더블유신약

피티엠정 대한뉴팜

디에타민정 대웅

로우칼정 유니메드

비엠진정 한국비엠아이

아디펙스정 광동

케이터민정 제뉴원사이언스

페니민정 태극

펜민정 영일

펜타젠정 한림

펜트민정 바이넥스

휴터민정 휴온스

레디펜정 명문

로페트정 팜젠사이언스

슬레민정 메디카코리아

아트민정 마더스

틴틴정 에이프로젠

페딘정 명인

펜키니정 대원

펜타지아정 휴비스트

푸리민정 알보젠코리아

03

수면제 한 알로는
잠을 못 자요

김정희 님은 정기적으로 수면제 스틸녹스정을 처방받고 있는 환자입니다. 몇 년간 2개월에 한 번 28정을 처방받으셨는데, 이번에는한 달 만에 오셨어요. 처방 조제에 문제가 있는 것은 아니지만 수면제 복용 기간이 짧아졌다는 건 좋은 징후는 아니지요. 상황을 알아보기 위해 몇 가지 질문을 드렸습니다.

약사   김정희 님, 오늘도 수면제 처방을 받으셨어요. 그런데 이번에는좀 빨리 다녀오셨네요?

손님   네, 그렇게 됐어요. 오늘도 28정 처방 나왔죠?

약사   네, 역시 자기 직전 반 알 드시고 계시죠?

김정희 님은 예상치 못한 질문이었는지 흠칫 놀라는 모습이었습니다.

손님   아, 네……. 반 알씩 먹기도 하고, 한 알씩 먹기도 했는데 요즘에는 효과가 없는 것 같아서 두 알씩 먹기도 했어요.

약사   역시 빨리 다시 오신 이유가 있었네요. 특별한 이유 없이 그런 증상이 생기셨어요?

손님   조금 스트레스를 받는 일이 있었는데, 그래서 더 그랬던 거 같아요. 두 알 먹으니 확실히 잠은 잘 오더라고요.

약사   다음 날 몽롱하거나 힘들지는 않으셨어요?

손님   맞아요. 잠은 잤는데 잘 깨지 않아서 고생했어요.

약사   수면제는 정말 잠을 이루지 못할 때 드시는 약이에요. 잠이 좀 안 온다고 약을 드시면 안 됩니다. 더군다나 의사 지시 없이 복용량을 늘리면 안 돼요. 부작용 위험성과 내성이 생길 수 있거든요.

손님   그래요? 저는 잠이 잘 안 오면 그냥 먹어도 되는 줄 알았어요.

갈수록 잠 못 드는 대한민국입니다.

삶을 즐기기 위해 잠을 덜 자는 사람들도 있지만, 잠을 자고 싶어도 삶이 팍팍해서 못 자는 사람들도 있습니다. 이런 상황이 만성화되어 잠을 자려 해도 자지 못하는 사람들도 많이 있죠.

건강 보험 심사 평가원 자료에 의하면 2018년 잠을 이루지 못해 병원 진료를 본 환자는 무려 56만 8,067명이나 됩니다. 환자가 많은 만큼 약 사용량도 많을 수밖에 없는데요. 수면제 대표 약물인 졸피뎀 타르타르산염은 2018년 8월부터 1년 동안 무려 1억 3,800만 정이 사용되었습니다. 2019년 식품 의약품 안전처 보도 자료에 따르면, 복용 인원이 178만 명으로 전체 국민의 3.4%에 이르며 29명 중 1명은 졸

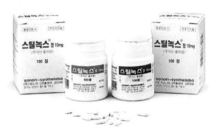

졸피뎀타르타르산염 성분 대표 약인 스틸녹스

피뎀타르타르산염을 복용했다고 하네요. 실로 어마어마한 양입니다.

졸피뎀타르타르산염은 초단시간 수면제입니다. 복용 후 신속하게 흡수되어 빠르면 10분 내에, 늦어도 30분 내에 효과가 나타납니다. 주로 잠들기 어렵거나 중간에 깨면 다시 잠들기 어려운 사람에게 처방됩니다. 졸피뎀타르타르산염은 대뇌를 진정시키는 효과로 수면을 유도합니다. 지속 시간이 7시간 정도이므로 아침에 일어나도 잠이 덜 깬 느낌이 비교적 적다는 장점이 있어 다른 수면제보다 많이 쓰이고 있습니다. 하지만 졸피뎀타르타르산염 약효 지속 시간보다 적게 잘 수밖에 없는 상황에서는 복용하면 안 됩니다. 약물로 인한 뇌 진정 효과가 유지되어 기억 상실, 몽유병 같은 증상이 유발될 수 있기 때문입니다. 실제로 수면제에서 덜 깬 상태에서 운전을 해서 사고가 나거나 자신이 한 행동을 전혀 기억 못 하는 사례가 많이 보고되고 있기도 합니다. 또 효과가 빠르게 나타나므로 복용 후에는 바로 잠자리에 들어야 합니다. 자신도 모르게 이상한 행동들을 할 수 있기 때문입니다.

졸피뎀타르타르산염은 단기간 사용했을 때는 큰 문제가 되지 않습니다. 단기간이라고 하면 보통 1~2일 정도를 뜻하고, 최대로 잡아도

4주28일 이내를 말합니다. 이 이상 복용하게 되면 금단 증상이 생길 수 있습니다. 마약류 전문가들은 수면제, 특히 졸피뎀타르타르산염 복용을 너무 쉽게 생각하면 안 된다고 조언합니다. 그냥 잠이 안 오는 정도라면 약을 참아 보고, 진짜 날을 샐 것 같을 때 복용하라는 것이죠. 짧은 기간 복용해서 잠을 잘 자더라도 졸피뎀타르타르산염에 의존해서는 안 된다고 경고하기도 합니다.

졸피뎀타르타르산염 용량도 꼭 알아 두서야 합니다. 수면제 한 알에 졸피뎀타르타르산염 함유량이 5mg인 것도 있고 10mg인 것도 있습니다. 증상에 따라 복용 용량은 달라지지만 보통 5mg부터 복용하기 시작해 10mg까지 증량합니다. 이때 한 알을 복용했는데 잠이 잘 오지 않는다고 해서 두 알을 복용하면 안 됩니다. 부작용 우려가 높아지기 때문입니다. 임상 결과에 따라 다르기는 합니다만, 졸피뎀타르타르산염도 내성이 생긴다는 보고가 있습니다. 실제 현장에서도 처음에는 잠이 잘 왔는데 나중에는 효과가 없어서 용량을 늘리게 되었다고 호소하는 환자를 종종 접하게 됩니다. 시사 다큐 프로그램 〈그것이 알고 싶다〉「악마의 속삭임 편」에서 졸피뎀타르타르산염을 조명한 적이 있었는데, 1회에 다량을 복용해 문제가 된 사례가 나와 큰 반향을 일으키기도 했었죠.

김정희 님 역시 오랜 기간 간헐적으로 복용했던 졸피뎀타르타르산염이 잘 듣지 않는 느낌 때문에 임의로 약을 더 먹고 있었던 것입니다. 아무리 내성이 생겨 수면제가 잘 듣지 않아도 환자 스스로 판단해 용량을 늘리면 절대 안 됩니다. 약이 잘 듣지 않는 원인을 의사 진료를 통해 찾아내는 것이 중요합니다.

간혹 갱년기 등의 증상으로 불면이 오는 경우도 있습니다. 이럴 때 병원 처방이 아닌 갱년기 질환 보조 요법으로 쓰는 일반 의약품을 드시는 경우도 있죠. 세인트존스워트 헤라민큐정, 노이로민정 등나 길초근 제돌민 등 함유 제품은 졸피뎀타르타르산염 효과를 떨어뜨릴 수 있기 때문에 사용 시 주의해야 합니다. 이런 성분들은 일반 의약품뿐 아니라 스트레스 완화 효과가 있는 건강 기능성 식품에도 함유된 경우가 많아 성분을 잘 살펴야 합니다. 졸피뎀타르타르산염의 효과가 갑자기 떨어진 것 같다면, 복용하는 다른 제제들도 확인해 봐야 합니다.

잠이 잘 안 올 때 술의 힘을 빌리는 경우도 많습니다. 꼭 잠을 자기 위해서가 아니더라도 술자리는 많이 있죠. 만약 술을 드신다면 수면제는 절대 드시지 마세요. 알코올이 졸피뎀타르타르산염의 진정 효과를 강하게 만들기 때문입니다. 졸피뎀타르타르산염으로 일어난 다양한 사건, 사고는 거의 대부분 알코올과 관계가 있다는 것을 기억하셔야 합니다.

졸피뎀타르타르산염은 간에서 대사됩니다. 간 대사를 촉진하거나 억제하는 약물을 복용하면 효과에 영향이 있을 수 있어요. 만약 결핵약이나 항생제 등을 처방받으실 때는 약사에게 수면제 복용 사실을 꼭 말씀해 주시고, 해당 약물과 상호 작용이 있는지 확인하시기 바랍니다.

잠을 못 이루는 이유는 너무나 많습니다. 수면제가 무조건 정답은 아니겠죠. 하지만 또 수면제가 반드시 필요할 때도 있습니다. 의사이자 연금술사였던 파라켈수스는 "모든 것은 독이며 독이 없는 것은 존재하지 않는다. 용량만이 독이 없는 것을 정한다."라고 했습니다. 아무리 좋은 약이라도, 잘못 쓰면 독이 되는 것이죠. 하지만 치료를 위해 수면제가 필요한 경우도 있습니다. 약을 무조건 터부시하기보다는 남용, 오용을 하지 않는 것이 중요합니다.

04

우황청심원 먹고
졸릴 수 있나요?

손님	약사님, 우리 애가 다음 주에 중요한 시험을 보는데 우황청심원 꼭 먹여야 할까요?
약사	안녕하세요. 진수가 무슨 시험을 봐요?
손님	네, 진수가 악기 연주를 하거든요. 연주회에 나가는데, 이게 입시와 바로 연결되어요. 이제 일주일 남았는데 엄청 긴장된다고 하네요. 연습 삼아 무대 올라갔는데, 손가락이 잘 안 움직이고 두근거려서 힘들었다고 해요.
약사	전에도 우황청심원을 복용해 본 적이 있나요?
손님	아뇨, 처음 복용하는 거예요.
약사	그럼 당일 바로 복용하지 말고, 이번 주에 연습 올라갈 때 시험 삼아 복용해 보라고 하세요. 복용은 원방 액제를 다 먹는 게 좋습니다. 무대에 올라가기 1시간 전에 복용하면 됩니다.
손님	먹고 부작용은 없을까요?
약사	사람에 따라 다르니까요. 어지러울 수도 있고, 오히려 긴장이 너무 풀려 버릴 수도 있어요. 그래서 본 연주회 전에 시험 삼아

복용해 보는 것이 좋습니다.

그렇군요. 감사합니다.

어머님께서 약을 사 간 뒤 진수는 우황청심원을 먹고 연습 무대에 올랐습니다. 기대와 다르게 너무 늘어지는 느낌이 있어 본 연주회에서는 약을 쓰지 않기로 했다고 하네요.

유명한 한약 제제를 하나 꼽으라면 아마 많은 사람들이 우황청심원을 말할 것입니다. 흔히 이 약을 놀랐을 때 먹는 것으로 알고 있습니다. 큰일을 당했다거나 엄청나게 화가 나는 소식을 들었다거나 할 때 주로 복용하죠. 또 중요한 시험을 볼 때 긴장을 덜기 위해서 사용하기도 합니다.

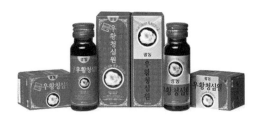

우황청심원은 『동의보감』 그대로 만든 원방과 조성 비율을 조금 바꾼 변방 제품이 있는데, 원방은 사향 함량이 높고 변방은 낮다. 환제 외에도 현탁액 등 다양한 제형으로 출시된다.

우황청심원 대표 주자인 광동 우황청심원은 2018년 매출이 330여억 원이었는데, 이는 대웅제약 우루사와 비슷한 매출액입니다. 황금시간대에 텔레비전 광고를 하는 우루사와 달리 우황청심원은 특별히 홍보를 하지 않는데도 우루사와 비슷한 매출을 올리고 있습니다. 광동제약 입장에서는 대단한 효자 상품이라고 할 수 있죠. 그만큼 인지도가 높다는 것을 의미하기도 합니다.

청심원淸心元은 "마음(心)의 근원(元)을 맑게(淸)한다."라는 뜻으로, 이름에서 알 수 있듯 사람의 심리와 관련이 있는 약이라고 할 수 있습니다. 우황청심원은 중국 의서『화제국방』에 우황청심환이란 이름으로 처음 등장하는데, 조선 의서인『동의보감』과『방약합편』에는 우황청심원으로 실려 있습니다. 그런데『화제국방』우황청심환과『동의보감』우황청심원은 조성이 조금 달라서, 우리나라 제약 회사에서 만드는 한약 제제는『동의보감』에 나온 처방을 원방으로 하고 있습니다. 중국 제약 회사에서도 청심원이 나오는데 서로 같은 약은 아닙니다. 청심원은『동의보감』원방이 좋다고 하니 굳이 중국까지 가서 비싼 가격에 청심원을 구입할 필요는 없을 것 같습니다.

『동의보감』에서는 우황청심원을 갑자기 중풍이 와 인사불성이 된 경우 구급용으로 사용하거나, 심기가 부족하고 정신이 불안한 증상이 있을 때 사용하도록 지시하고 있습니다. 우리가 흔히 우황청심원을 사용하는 용도는 후자의 경우라고 볼 수 있겠습니다.

한방에서 말하는 갑자기 발생한 중풍은 급격한 혈압 상승으로 인한 뇌졸중을 의미하며, 심기가 부족해서 정신이 불안한 상태는 스트레스에 의한 자율 신경 실조증이라고 볼 수 있습니다. 우황청심원은 혈관을 확장해 혈압을 낮추고 교감 신경을 조절해 자율 신경 실조증을 개선해 주지요. 실제로 쥐를 대상으로 한 실험에서 5일간 아침저녁으로 우황청심원을 먹였더니 최대 13%까지 혈압이 감소되는 것으로 나타났습니다. 또 교감 신경을 자극해 부정맥을 유발하는 약물을 투여했을 때 심박동을 정상화하는 효과도 있어서 스트레스 등으로 유발되는 심계 항진을 완화하는 작용을 했습니다.

　사람을 대상으로 소규모 임상 실험을 하기도 했습니다. 전라북도 공무원, 교직원 및 원불교 신도 중 고혈압, 심장병, 중풍, 자율 신경 실조증, 스트레스 등 순환기 질환 자각 증상이 있는 환자 67명을 대상으로 1일 2회 우황청심원 현탁액과 환제를 복용하도록 하고 그 증상을 살펴보았는데요. 두통, 어깨 결림, 수족 저림, 구내염, 혈압, 소화 장애, 불안, 심계가슴이 두근거리면서 불안한 증상, 현훈정신이 아찔아찔하여 어지러운 증상 등 불편한 증상들이 대부분 완화된다고 말했습니다. 한편, 제형劑形에 따라 효과가 다르게 나타나기도 했는데, 혈압의 경우는 환제에서 83.6%, 불안 증상의 경우는 현탁액에서 87.5%가 효과를 보았다고 합니다. 소규모 연구이지만 우황청심원을 복용하면 순환기 증상과 신경 증상이 완화되는 것을 알 수 있습니다.

　우황청심원의 신경 안정 효능은 중추 신경이 아니라 자율 신경에 작용하는 것입니다. 스트레스를 받으면 교감 신경이 항진되는데, 우황청심원을 복용하면 이런 증상을 줄여 줍니다. 이를 검증하는 실험을 한 적이 있습니다. 건강한 성인 남성 42명을 대상으로 우황청심원을 복용하게 한 뒤 자율 신경의 변화를 측정했는데, 약을 복용한 후 1시간이 지나자 교감 신경이 완화되는 것으로 나타났습니다. 이런 상태는 2시간이 지나면서 다시 본래대로 돌아왔어요. 즉, 우황청심원의 교감 신경 완화 효과는 복용 후 1시간일 때 가장 높기 때문에 시험 등으로 인한 긴장을 푸는 목적에는 1시간 전에 복용하는 것이 좋겠습니다. 다만, 우황청심원을 복용해도 스트레스 자극으로 항진된

교감 신경 흥분을 줄이지는 못했습니다.

또 다른 지원자 60명을 대상으로 수학 문제를 풀게 한 실험도 있습니다. 스트레스를 주는 데 수학 문제만 한 것이 없겠죠. 처음 우황청심원을 주지 않고 스트레스 자극을 준 뒤, 두 번째 자극 후에 약을 복용하게 했습니다. 약 복용 전후, 자극을 줄 때와 휴식을 할 때 총 여덟 번에 걸쳐 자율 신경 상태를 측정했는데, 약 복용 후 1시간이 지났을 때 교감 신경 완화 효과가 가장 컸습니다. 문제는 역시 스트레스 자극을 받을 때 교감 신경 항진 상태는 완화시키지 못했다는 것입니다. 즉, 스트레스를 받은 이후 휴식 때 교감 신경을 완화해 긴장을 풀어 주는 효과가 있는 것은 맞지만, 우황청심원을 복용한다 하더라도 스트레스 자극 자체는 줄이지 못한다는 것을 알아 두실 필요가 있습니다.

또 교감 신경의 과도한 완화는 졸음을 유발할 수 있다는 점을 기억해야 합니다. 건강한 성인 남성 10명을 대상으로 졸음을 유발한 뒤 자율 신경 상태를 체크했습니다. 결과는 졸음이 유발될 때 교감 신경이 완화되고 부교감 신경이 항진되는 것으로 나왔죠. 이런 부분을 우황청심원 효능에 빗대어 생각해 볼 수 있을 것입니다. 즉, 우황청심원으로 과도하게 교감 신경이 완화되면 상대적으로 부교감 신경이 항진되기 때문에 나른하거나 졸릴 수 있는 것이죠. 우황청심원 설명서에는 이런 부분에 대한 부작용이 명시되어 있지는 않습니다만, 임상에서는 우황청심원을 복용한 뒤 졸음이 쏟아져 힘들었다는 경우를 종종 볼 수 있습니다. 이것은 우황청심원 복용으로 교감 신경이 과도하게 억제되었기 때문에 나타나는 현상이라고 추측해 볼 수 있습니다. 이 부분은 학계에서 좀 더 연구를 진행해야 할 것으로 생각합니다.

만약 긴장 정도가 심해서 우황청심원을 복용하는 것을 고려하고 있다면 전문가와 상의한 뒤 선택하면 좋습니다. 그럴 상황이 아니라면 우황청심원을 당일 바로 복용하는 것보다 수일 전에 복용해 본 뒤 상태를 살펴보면 좋아요. 과도한 긴장도 문제가 되지만, 과도한 이완도 문제가 될 수 있기 때문입니다.

신경과 약을 복용한 뒤
악몽을 꾸고 있어요

김미경 님은 40대 여성입니다. 이런저런 건강 상담을 위해 자주 방문하고 계시죠.

손님 약사님, 혹시 잠을 좀 푹 자게 하는 약 없어요?

약사 김미경 님, 안녕하세요. 불면 때문에 이미 약을 드시고 있잖아요? 약을 드시는데도 잠을 잘 못 주무세요?

손님 아뇨, 잠은 자고 있는데요. 꿈을 너무 꾸니까 자도 자는 것 같지 않아요, 이 꿈만 좀 안 꾸게 할 수는 없나요?

약사 에고, 힘드시겠네요. 근래에 스트레스를 받는 일이 많거나 환경 변화가 있었던 건 아니고요?

손님 뭐, 항상 똑같죠. 특별히 바뀐 게 있지는 않아요.

약사 그럼 신경 정신과에서 드시던 약이 바뀌지는 않았나요?

손님 아, 그러고 보니 제가 잠을 잘 못 잔다고 하니까 약을 하나 바꿔 주셨어요. 의사 선생님은 많이 쓰는 약이고 특별한 부작용은 없다고 하셨는데요.

약사   혹시 바뀐 약 이름을 알고 계세요?

손님   쎄로켈이라고 했던 것 같아요.

약사   혹시 꿈을 많이 꾸는 게 약 바꾸고 나서부터 아닌가요?

손님   그런가……. 아, 그러고 보니 그때부터네요.

약사   지금 증상은 약에 적응될 때까지 나타날 수 있어요.

손님   그럼, 좀 참고 기다려야 하나요? 힘든데…….

꿈은 왜 꾸는 것일까요?

잠을 자는 동안 우리 몸은 전체적으로 쉬고 있지만 뇌는 끊임없이 일을 하고 있습니다. 물론 잠자는 단계별로 그 정도가 다르기는 하죠. 잠은 총 4단계로 구성되는데, 그중에서 렘수면일 때 꿈을 꿉니다. 꿈을 꾸고 있을 때 의식 수순이 활발한 편이기 때문에 얕은 잠이 아닐까 생각하기 쉽지만, 김상태 신경 정신과 원장은 「꿈과 수면」이라는 글에서 "그렇지 않다."라고 말하고 있습니다. 꿈을 꾸면서 자는 수면, 즉 렘수면꿈꾸는 수면은 수면 주기에서 필수적인 부분이며, 이때 일어나는 꿈이 수면에서 차지하는 비중이 매우 크다는 것이죠. 김상태 원장에 따르면 렘수면 주기를 약물 등을 이용해 인위적으로 제거할 경우 정신 기능 조절이 원활하게 작동하지 않는다고 합니다. 꿈을 꾸는 것이 얼마나 중요한지 알려 주는 지표인 셈이죠. 즉, 렘수면은 정신과 마음을 일정한 상태로 유지하기 위한 원동력이라고 할 수 있습니다.

사실 꿈은 누구나 꾼다고 합니다. 다만, 기억을 못 할 뿐이에요. 기분 좋고 뭔가를 이루는 꿈 등을 꾸고 나면 다음 날 아침이 상쾌하고 희망차게 느껴집니다. 뒤숭숭하고 끔찍한 꿈을 꾸고 나면 하루가 너무 피곤하고 힘들죠. 무섭고 공포스러운 꿈을 악몽이라고 하는데요. 길게 지속되면 잠을 이루지 못하고 깨기도 합니다. 한편, 놀라서 깨는 것은 야경증이라고 합니다. 야경증은 수면 3~4단계에서 깨어나며, 이때는 악몽과 달리 꿈을 경험하지 않는다는 차이를 보입니다. 악몽은 유년 시절3~6세에 흔히 경험하며 나이가 들면서 줄어드는 경향을 보이지만, 일부 청소년이나 성인의 경우 지속적으로 악몽을 경험하는 경우도 있습니다. 일반적으로 악몽은 치료 대상이 아닙니다. 다만, 본인이 너무 힘들어 하는 경우 심리 상담 등 다양한 방법으로 치료하고 있습니다.

그럼 악몽을 꾸는 이유는 무엇일까요?

첫째, 도파민이라는 뇌신경 전달 물질 때문입니다. 흥분성 신경 전달 물질인 도파민은 주로 교감 신경에 작용하는데, 이때 악몽을 꾸는 조건이 만들어진다고 합니다.

둘째, 렘수면은 중뇌와 뇌교에 위치한 렘 작동 신경에서 분비하는 아세틸콜린이 관여하면 시작되는데, 연상 작용을 활발하게 하는 기능이 있습니다. 악몽을 꾸는 사람들을 대상으로 수면 뇌파 검사를 해 보면 상대적으로 높은 각성 상태를 관찰할 수 있습니다. 이런 각성 상태가 악몽으로 이어지는 고리가 되는 것이죠. 학계에서는 이때 신경 전달 물질인 아세틸콜린의 관여가 중요한 키 역할을 하는 것으로 보고 있습니다.

셋째, 스트레스입니다. 스트레스와 악몽의 연관성을 규명하는 연구가 많이 이루어져 있습니다. 이들 연구에 따르면 스트레스가 악몽을 일으키는 원인이 된다고 합니다. 그런데 2007년 미국 예시바대학교 로스 레빈 교수는 『수면 의학 리뷰』라는 학술지에 발표한 글에서 "악몽은 꿈을 꾸는 동안 나쁜 기억을 없애는 정서 네트워크"라는 색다른 주장을 펼치기도 했습니다. 생활하면서 쌓인 불쾌한 기억을 악몽의 형태로 해소한다는 것이죠.

이외에도 여러 가지 가설이 있지만 사실 명확하게 밝혀진 것은 없습니다. 다만, 악몽이 뇌신경 전달 물질 중 각성과 흥분을 일으키는 도파민이나 아세틸콜린 등 신경 전달 물질과 관계가 있다는 것은 확실한 것 같습니다.

악몽은 건강에 어떤 영향을 끼칠까요? 정말 스트레스 완화에 이로운 기능이 있을까요? 악몽과 노인 건강의 상관관계를 조사한 한 연구에 의하면 꼭 그렇지는 않은 것 같습니다.

55세 이상 2,938명을 대상으로 악몽 유병률과 건강 상태를 파악한 연구가 있었는데요. 전체 13.6%가 매년 1년 이상 악몽을 경험하는 것으로 나타났으며, 악몽 장애를 갖고 있는 경우는 2.7% 정도였습니다. 악몽으로 수면 장애를 겪는 경우 고혈압 발생 위험도는 1.85배, 고지혈증 발생 위험도는 1.77배 더 높아지는 것으로 나타났습니다. 즉, 각성을 동반하는 강도 높은 악몽은 심혈관계 질환 발생과 연관이 있다는 것이죠. 그뿐만 아니라 악몽이 증가할수록 더 우울하고 더 불안해지며, 분열성 성격 장애 혹은 경계선 성격 장애 특성을 보이고, 경계가 얇아 스트레스를 받는 생활 사건도 더 많이 경험한다고 합니다. '경계가 얇다'는 것은 성격 장애 등의 이유로 사소한 자극에도 쉽게 분열적 성격을 보이는 상태를 말합니다. 오랫동안 지속되는 악몽은 신체적·정신적으로 매우 힘든 일이기 때문에 너무 쉽게 생각해서는 안 됩니다.

이런 악몽은 약을 복용하는 경우에도 나타날 수 있다는 것을 기억해 두는 것이 좋습니다. 특히 최근 많이 처방되는 쿠에티아핀푸마르산염(쎄로켈)이 대표적입니다. 쿠에티아핀푸마르산염은 뇌의 도파민 수용체와 세로토닌 수용체에 작용해서 정신 장애나 우울증 등 치료에 사용되며, 부작용으로 어지러움이나 졸음 등 증상이 있어 불면증을 완화하는 목적으로도 사용되고 있습니다.

김미경 님 역시 쿠에티아핀푸마르산염을 복용한 뒤 악몽이 시작된 것이라고 볼 수 있어요. 렘수면에 영향을 끼치는 일부 혈압약과 파킨슨병 치료제, 항우울제, 수면제, 진정제, 알코올, 항히스타민제 등도 악몽을 유발할 수 있습니다. 만약 신경 정신과 약물 복용 중 알코올이나 항히스타민제, 교감 신경을 자극하는 감기약 등을 복용하게 되면 해당 증상이 더욱 심하게 나타날 수 있으니 주의해야 합니다.

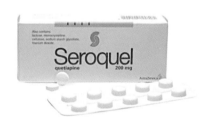

신경 전달 물질에 작용해 악몽을 유발할 수 있는 약 쎄로켈

약을 복용 후 나타나는 악몽은 시간이 지나면 점차 완화되어야 합니다. 하지만 일정 시간이 지나도 계속된다면 앞에서 언급한 것처

럼 건강상 유해 요소로 작용할 수 있어요. 이런 경우에는 해당 성분이 든 약의 복용을 중단하고 같은 효능을 내는 다른 약물로 변경하면 불편한 증상을 줄일 수 있습니다. 악몽은 누구나 꾸는 것이라고 쉽게 생각할 수 있습니다. 하지만 일회성이 아닌 지속적인 악몽은 약물에 의해서 발생할 수 있다는 점을 기억해 주세요. 약을 복용한 뒤 나타난 사소한 변화라도 의사, 약사와 상의한다면 완화할 수 있습니다.

먹는 비염약이
꿀잠을 방해할 수 있다고요?

약사   김민서 님, 약 나왔어요. 오늘도 비염 때문에 처방을 받으셨죠?

손님   네, 그래도 약 먹으면 환절기를 견딜 수 있으니까 다행이에요.

약사   증상 완화제는 필요할 때 복용하시면 되지만 싱귤레어는 1일 1회 취침 전에 꾸준히 복용해야 합니다.

손님   네, 알고 있어요. 그런데 약사님, 혹시 이 약을 복용하면 잠이 잘 안 오기도 하나요?

약사   약 드셨을 때 잠이 잘 안 왔나요? 혹시 잠드는 게 힘드신가요?

손님   아뇨. 잠은 드는데, 자꾸 깨요.

약사   그게 약을 드신 뒤부터 그렇다는 말씀이죠? 약을 안 드실 때는 괜찮고요?

손님   네, 싱귤레어를 잠깐 중단했을 때는 괜찮았는데, 다시 먹고부터 자꾸 꿈을 꾸고 깨네요. 이게 우연인지 아니면 약 때문인지 잘 모르겠더라고요.

약사   약 때문일 가능성이 있어요. 그럼 싱귤레어를 주무시기 전에 드시지 말고 저녁 식사 후에 복용해 보세요.

알레르기 비염은 날이 갈수록 환자가 증가하고 있는 추세입니다. 특히 중국에서 불어오는 황사와 함께 꽃가루가 날리기 시작하는 봄은 알레르기 비염 환자에게는 너무 싫은 계절이 되죠. 알레르기 비염은 결막염이나 축농증 등 다른 증상으로 연결되는 경우가 많기 때문에 알레르기 질환은 몸에 들어오는 원인 물질을 막는 것이 가장 중요합니다. 마스크를 착용하거나 콧속에 알레르기 차단 제품을 사용하는 것이 효과적이며, 1일 2~3회 식염수로 콧속을 씻는 것도 증상을 줄이는 데 도움이 됩니다.

하지만 이미 증상이 유발되었거나 계절성 비염이 심한 경우라면 약을 복용하는 것을 고려해야 합니다. 먹는 약으로는 항히스타민제나 비충혈 제거제를 씁니다. 호흡기계 알레르기 염증 반응을 일으키는 것은 류코트리엔이라는 물질인데 이것을 막는 류코트리엔 차단제를 사용하기도 합니다. 류코트리엔은 여러 염증 반응, 특히 기관지 천식에 관여하는 것으로 알려져 있습니다. 외용제로는 스테로이드 비강 분무액이나 충혈 제거제, 항히스타민제, 비만 세포 안정화제를 사용하죠.

이 중 오래 써도 비교적 괜찮은 것은 스테로이드 비강 분무액과 류코트리엔 차단제입니다. 류코트리엔 차단제로는 1일 1회 복용하는 싱귤레어 몬테루카스트나트륨, 한국MSD가 대표적이며, 1일 2회 복용하는 약인 오논 프란루카스트수화물, 동아에스티 등도 있습니다.

류코트리엔은 면역 반응이 일어날 때 분비되는데, 염증 반응과 백혈구 활성에 관여하며 병원균이나 이물질 등을 제거하는 기능을 합니다. 적절하게 분비되면 호흡기로 들어오는 물질들을 차단하므로

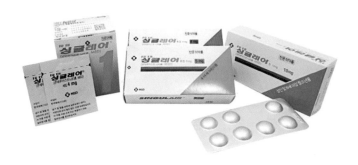

대표적 류코트리엔 차단제 싱귤레어

매우 유익합니다만, 과도하게 분비되는 것이 문제입니다. 특히 기관지에 류코트리엔이 작용하면 기관지를 수축해 천식을 유발하며, 기관지 점막과 비강 점막에 작용하면 염증 반응 등으로 점막이 붓게 됩니다. 기관지 점막이 붓는다면 공기의 흐름이 나빠져 천식이 더욱 심해지고, 비강 점막이 붓는다면 콧물, 코 막힘 같은 증상이 심해지죠.

알레르기 반응은 1단계와 2단계로 나뉩니다. 1단계에서는 히스타민 등이 과도하게 분비되면서 충혈, 가려움, 재채기, 콧물 등 증상이 발생하게 되죠. 1단계는 알레르기를 일으키는 물질에 접촉 후 수 초 내에 나타나는데 항히스타민제를 복용하면 증상이 완화됩니다. 2단계에서는 보다 다양한 사이토카인혈액 속에 함유되어 있는 면역 단백의 하나에 의해서 유발되며 주로 염증 반응과 관련이 있습니다. 코 막힘, 천식, 부종 등 증상이 나타나는데, 이때는 면역 반응에 관여하는 약물과 염증 반응을 억제하는 약물을 사용해야 하지요.

류코트리엔이 기관지나 점막에 반응하는 증상은 알레르기 반응 2단계에 속합니다. 비염이나 천식을 예방하기 위해, 또 증상이 있을 경우 이를 완화하기 위해 류코트리엔 반응을 차단하는 것은 매우 중요합니다. 류코트리엔 조절제를 지속적으로 복용하도록 권장하고 있는 것은 이 때문입니다. 특히 류코트리엔 조절제는 스테로이드를 사용하기 힘든 만 1세부터도 사용이 가능하기 때문에 임상적으로 더욱 유용하죠. 효과도 뛰어난 편입니다. 천식 증상이 있는 5세 미만 환자 두 개 군에 8주간 흡입용 스테로이드제와 류코트리엔 조절제를 각각 투여한 뒤 상태를 관찰했는데요. 류코트리엔 조절제는 흡입용 스테로이드제만큼 좋은 효과를 보였다고 합니다.

또 비염인 경우에도 항히스타민제와 충혈 제거제 복합제의 병용 처방과 항히스타민제와 류코트리엔 조절제의 병용 처방을 비교한 임상 논문이 있습니다. 일주일간 두 개 군으로 나눠 투약한 뒤 증상을 지켜보았는데, 단기간 사용한 경우라도 콧물, 코 막힘 등 증상 완화에 좋은 효과가 나타났다고 합니다. 이런 효과는 류코트리엔 조절제가 염증 및 점막 부종, 기관지 수축을 완화하는 효과를 나타내는 것이라고 볼 수 있습니다. 따라서 스테로이드나 충혈 제거제를 사용할 수 없는 환자의 천식 및 비염 증상을 개선하는 데 매우 좋은 약임을 알 수 있습니다.

류코트리엔 조절제로 가장 많이 사용되는 제품은 싱귤레어 몬테루카스트나트륨, 한국MSD 입니다. 류코트리엔 조절제의 시장 규모는 약 1,177억 원으로 2018년 대비 23%나 성장했다고 합니다. 전체 시장에서 몬테루카스트나트륨 성분 제제가 차지하는 비율은 77.6%고, 이 중 싱귤레어는 26% 시장 점유율을 보이고 있어요. 즉, 상당히 많은 환자에게 처방되고 있다는 뜻이에요. 일반적으로 부작용이 거의 없기는 하지만 몇몇 주의 사항은 알아 두는 것이 좋습니다.

몬테루카스트나트륨은 음식에 의해 효과가 떨어질 수 있습니다. 그리고 복용 후 4시간이 지나면 최고 혈중 농도에 도달하고, 5시간 정도가 지나면 혈중 농도가 절반으로 떨어지는 특성이 있으므로 취침 전에 복용하는 것을 권합니다. 왜냐하면 비염과 천식이 새벽 시간에 가장 심하게 나타나기 때문이죠. 또 천식의 경우 의사의 별도 지시가 없다면 지속적인 복용을 권장하는데, 천식 발작을 치료하는 것이 아닌 천식을 예방하는 용도로 사용하기 때문입니다. 아스피린으로 천식이 유발되는 환자는 몬테루카스트나트륨 성분 제제를 복용하는 동안 아스피린이나 비스테로이드성 항염제_{부루펜, 탁센, 이지엔6프로} 등를 복용하면 안 됩니다. 그 외 일반적인 부작용으로 두통이나 피로감, 설사, 복통, 발진 등도 나타날 수 있어요. 혹시 약 복용 후 불편한 점이 있다면 망설이지 말고 의사, 약사와 상의해 주세요. 사소한 것처럼 보이는 부작용이 더 큰 위험을 초래할 수 있다는 사실을 명심하시기 바랍니다.

최근 몬테루카스트나트륨 성분을 두고 큰 이슈가 있었습니다. 바로 싱귤레어에 대해 미국 식품 의약국이 '블랙박스 경고_{약을 복용하거나 의료 기계를 사용할 때, 심각한 위험성을 초래할 가능성이 있는 제품에 대한 경고}' 조치를 취한 것인데요. 내용은 싱귤레어 성분인 몬테루카스트나트륨이 정신과 질환을 일으킬 수도 있다는 것이었습니다. 이로 인해 해당 약물을 복용하는 환자들, 특히 소아가 복용하는 경우 보호자들께서 많이 걱정하시면서 문의를 주시기도 했습니다.

그런데 사실 이 이슈는 그전에도 많이 알려져 있었던 것이었어요.

2017년 '건강 사회를 위한 약사회'는 9월 10일 '세계 자살 예방의 날'을 맞아 위험성 약물을 발표했는데, 그중 싱귤레어를 언급하며 "특히 소아에게는 주의해서 사용해야 한다."라고 언급했던 적이 있거든요. 하지만 지난 2020년 7월에 나온 연구 결과를 보면 몬테루카스트나트륨 성분 제제인 싱귤레어 등과 정신과 질환은 큰 관계가 없다고 합니다. 싱귤레어의 정신 질환 부작용에 대해 김창근 상계 백병원 천식 알레르기 센터장은 "이미 알려진 내용"이라며, 오히려 스테로이드보다 안전하다는 입장을 〈데일리팜〉과 한 인터뷰에서 표명하기도 했어요. 종합하자면 몬테루카스트나트륨 성분 제제가 일으킬 수 있는 우울증 등 정신 질환 부작용에 대한 미국 식품 의약국의 블랙박스 경고 조치는 실제 위험을 알리기보다는 진료 시 의사가 환자의 상태와 해당 내용을 더 꼼꼼하게 확인하라는 차원에서 강조한 것이라고 보면 맞습니다.

하지만 앞에 소개한 환자처럼 몬테루카스트나트륨 성분 제제를 복용하고 나서 졸음이 쏟아진다고 하거나, 꿈을 요란하게 꾸거나, 잠을 자주 깨는 등 증상을 호소하는 경우는 임상에서 종종 볼 수 있습니다. 원인은 잘 알려지지 않았으나, 분명 약물을 복용한 뒤 나타나는 것이죠. 이때는 약물의 복용 시간을 조절하면 증상이 완화되기도 합니다. 특히 소아는 기분 표현을 제대로 하지 못하는 경우가 많기 때문에 보호자의 세심한 관찰이 필요합니다. 만약 싱귤레어 등을 지속적으로 복용한다면 이런 부분을 환자와 보호자가 모두 인지하고 있어야 문제가 생기는 것을 예방할 수 있습니다.

약은 질병을 예방하고 치료하기 위해 사용하는 물질입니다. 따라서 약 복용 후 불편한 증상이 생겼다 하더라도 치료를 위해 약물 요법을 지속해야 할 수 있습니다. 잠에서 자꾸 깨는 것, 우울해지는 것, 갑자기 흥분하는 것 등이 약과 상관없는 것 같아도 이런 증상이 약 부작용일 수 있음을 기억해 주세요. 거듭해서 말씀드리지만, 약은 항상 전문가와 상의해 신중하게 투여해야 하며 약 복용 중에는 주의를 기울여 관찰할 필요가 있습니다. 이때 조금이라도 이상한 변화나 증상이 나타난다면 꼭 의사, 약사와 상의해 주십시오. 여러분의 건강을 지키는 의료인으로서 이 다짐은 몇 번이고 강조해도 지나치지 않은 것 같습니다.

3장

약을 먹었더니 두드러기가 났어요

피부 관련 증상

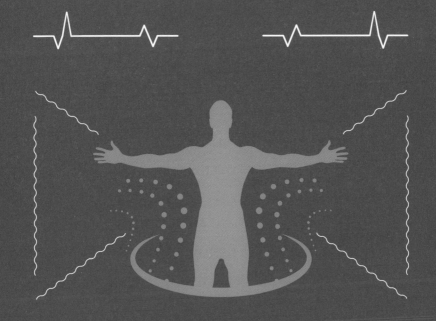

스테로이드 비강 분무액을 사용한 뒤
입에서 피가 나와요

감기 등 호흡기 환자가 늘어 바빠진 약국. 한 어르신께서 불안한 표정으로 약국을 방문하셨습니다.

약사   어르신, 무슨 일 있으세요?

인사 겸 안부를 물었더니 심드렁하게 반응하시네요.

손님   내가 코에 뿌리는 약을 쓰고 나서 아주 큰일 치를 뻔했어!

눈에 노기와 걱정이 가득하셨습니다.

약사   왜요? 어디 안 좋으셨어요?

손님   코에 뿌리는 약을 쓰고 나서부터 목에서 피가 넘어오지 않았겠어? 왈칵 뱉고 나서 얼마나 놀랐는지. 근데 어디서 피가 나는지 알 수가 있어야 말이지. 폐에서 넘어오는지, 목에서 나오는지

도무지 모르겠어서 큰 병 난 건 아닌지 걱정이 덜컥 됐지. 그래서 병원 다녀오는 길인데 별문제 없다는 거야. 아무래도 이 뿌리는 약 때문인 거 같아.

약사 어르신, 이 약 뿌리는 방법, 제가 말씀드린 대로 하셨어요?

손님 이게 뿌리는 방법이 따로 있어? 그냥 코에다 뿌리면 되는 거 아냐?

약사 아뇨, 사용법을 정확히 안 지키시면 부작용이 생길 수 있다고 말씀드렸는데…….

미세 먼지가 많아지고 이상 기후가 다양하게 나타나면서 알레르기 환자가 늘고 있습니다. 아토피와 천식, 비염은 모두 면역 과민 반응으로 생기는 질환인데요. 아토피의 경우 먹는 음식을 조절하는 등 생활 요법을 지키고 외용제를 꾸준히 사용하면서 발병 환자가 줄고 있습니다.

하지만 비염과 천식은 대기 오염 등 환경이 나빠지면서 오히려 증가세를 보입니다. 특히 비염은 꾸준한 관리가 중요합니다. 식염수로 꾸준히 코안을 세척하거나 마스크를 착용해 알레르기원을 차단해야 합니다. 반복적으로 비염 증상이 나타난다면 약물을 사용해야 하는데, 이때 가장 효과적이고 안전한 제제가 스테로이드 비강 분무액입니다.

나조넥스나잘스프레이 한국오가논, 나자코트비액 사노피·아벤티스코리아, 아바미스나잘스프레이 글락소스미스클라인 등 스테로이드 비강 분무액은 많은 회사에서 다양한 성분으로 출시되고 있습니다.

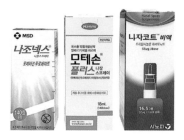

다양한 스테로이드 비강 분무액들

스테로이드 비강 분무액은 비강에만 국소적으로 작용하는데, 염증과 알레르기 증상을 완화시켜 콧물이나 코 막힘 등을 줄여 줍니다. 부작용이 적고 효능이 뛰어나며 전신 작용약물이 적용 부위에서 흡수되어 혈액이나 림프액을 통해 전신으로 퍼져서 약리 작용을 일으키는 현상이 없어 먹는 약보다 한결 안전하게 쓸 수 있습니다.

하지만 주의할 점이 있습니다. 스테로이드 비강 분무액은 스테로이드 미세 입자로 이루어진 현탁액이라는 것이죠. 반드시 사용 전 흔들어 줘야 하고 약물의 분사 각도를 코 바깥쪽 벽면으로 기울여 숨을 들이쉬면서 뿌려야 합니다. 만일 분사 각도가 수직이어서 혈관이 많은 비중격에 분사되면 혈관이 약해져 코피가 날 수 있습니다.

한편, 숨을 들이쉬면서 분사하기 때문에 약물이 목구멍으로 넘어갈 수 있습니다. 이 경우 삼키지 말고 가래를 뱉듯이 뱉어 낸 뒤 물로 입을 여러 차례 헹궈야 합니다. 만약 방법을 지키지 않고 자주 삼키게 되면 스테로이드 전신 작용이 나타날 수 있고, 입이나 목에 스테로이드 비강 분무액이 남을 경우 염증이나 궤양, 출혈이 발생할 수 있습니다. 궤양이나 출혈이 발생할 경우 2주 정도 사용을 중단하고 점막이 치유될 때까지 기다려야 합니다.

　사례에 나온 어르신의 경우 사용 후 입을 헹구지 않아 출혈 증상이 발생한 것 같습니다. 스테로이드 비강 분무액 사용 설명서에 나와 있는 내용을 살펴보면 비용종은 물론 비부비동염에 사용할 때도 코피는 흔히 일어나는 부작용임을 알 수 있습니다. 따라서 스테로이드 비강 분무액 사용 시 입안에서 출혈이 느껴진다고 너무 놀라지 마세요. 사용법만 정확히 지킨다면 충분히 예방할 수 있다는 사실, 꼭 기억하세요.

+ TIPS

정확한 스테로이드 비강 분무액 사용법

1. 사용 전 분비물 등 콧속 물질을 제거합니다.
2. 스테로이드 비강 분무액을 잘 흔듭니다.
3. 분사 각도는 코 벽면을 향해야 합니다. 오른쪽 콧구멍에는 왼손으로, 왼쪽 콧구멍에는 오른손으로 뿌리면 편합니다.
4. 숨을 들이쉬면서 약물을 분사합니다. 연령과 증상에 따라 분사 횟수가 다를 수 있습니다.
5. 분사 후 입으로 천천히 숨을 내쉽니다. 콧속에 이물감이 느껴져도 코를 풀지 않는 것이 좋습니다.
6. 입으로 넘어간 분무액은 삼키지 않습니다. 반드시 뱉어 내고 깨끗한 물로 여러 차례 충분히 헹굽니다.
7. 사용한 분무액은 분사구를 잘 닦아 실온에 보관합니다.
8. 약제는 개봉 후 약 2개월 정도까지만 사용하는 것이 안전하므로 기한이 넘은 약은 폐기하십시오.

연고를 바른 주위가
벌겋고 가려워요

손님   약사님, 여기 피부가 너무 가려운데요. 뭐 바를 게 있을까요?

거즈를 조심스레 열어 보니, 농이 잡혀 있는 부위 주변으로 붉게 변한 환부가 드러났습니다. 보는 것만으로도 많이 가려 울 듯싶더라고요.

약사   김솔 님, 언제부터 이랬나요?

손님   그게요, 그저께 피부에 농이 생겨서 피부과를 갔는데 농가진이라고 하더라고요. 항생제 연고를 처방받아서 어제부터 발랐는데 가렵기 시작했어요. 원래 증상이 나을 때 많이 가렵다고 해서 그런 줄 알았는데…….

약사   거즈를 열어 보고 깜짝 놀라셨겠네요.

손님   네, 맞아요.

약사   이 증상은 약물 알레르기일 가능성이 높아요. 다른 약은 사용하지 마시고 피부과 가셔서 상의해 보시는 게 좋겠어요.

외용제 의약품은 흔히 볼 수 있는 약입니다. 집에 있는 상비약 보관함을 열어 보세요. 개봉한 지 얼마 지났는지 모르는 연고, 크림, 로션 등이 많이 보일 것입니다. 특히 상처 치료제로 많이 사용하는 후시딘이나 마데카솔케어는 거의 대부분 가정에 빠지지 않고 있을 텐데요. 2016년 일반 의약품 판매액을 보면 상위 30개 품목 중 후시딘 연고가 10위를 차지하고 있어요. 영양제가 보통 3만 원대에 판매되는데 후시딘은 6,000원 정도이니, 단가 차이를 생각하면 엄청난 양이 팔린 것입니다. 그 정도로 많은 사람들이 구입하고 있다는 것이겠죠.

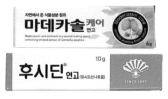

항생제 성분이 포함된 대표적 상처 치료제들

후시딘뿐 아니라 마데카솔케어 등 많은 일반 의약품 상처 치료제들은 항균 성분을 포함하고 있습니다. 후시딘은 퓨시드산수산화물, 마데카솔케어는 네오마이신황산염이 항균 성분이죠. 상처 치료제로 많이 판매되었던 박트로반 연고(현재 생산 중단)나 에스로반 연고에 포함된 무피로신, 티로서겔에 들어 있는 티로트리신 역시 항균제입니다.

원래 상처가 나면 진물에 포함된 다양한 활성 성분을 사용해서 인체 스스로 치료하는데, 병원균에 2차 감염이 되면 추가로 염증 반응이 나타나 덧날 수 있습니다. 상처 치료제로 항균 성분을 사용하는 이유는 2차 감염을 막기 위한 것입니다. 따라서 후시딘, 마데카솔케어, 에스로반 등 항균 외용제들은 상처 치료뿐 아니라 모낭염이나 피부염 등에도 사용할 수 있어요.

상처 치료제 대표 격인 후시딘 연고의 적응증을 살펴보면, '농피증, 감염성 습진양 피부염, 심상성 여드름, 모낭염, 종기 및 종기증, 화농성 한선염, 농가진성 습진·화상, 외상^{상처}, 봉합 창^{꿰매면서 생긴 상처}, 식피 창^{피부 이식 후 생긴 상처}에 의한 2차 감염'으로 되어 있어요. 여기서 주목해야 할 것은 '2차 감염', 즉 병원균에 감염되었을 때 사용한다는 것입니다. 만약 균 감염이 의심되지 않는다면 듀오덤이나 이지덤 같은 습윤 치료제를 사용하는 것이 상처 치료에는 더 유익할 수 있습니다.

감염성 피부 질환이 있을 때 항균 외용제를 사용하는 것은 다양한 이점이 있습니다.

첫째, 경구로 약물을 투여하는 것보다 부작용이 적습니다. 항균제 복용은 대사가 일어나는 간이나 신장, 소화관 등을 손상시킬 뿐 아니라 소화관에 존재하는 세균들을 죽이기도 합니다. 특히 락토바실루스, 비피도박테륨 등 우리 몸에 유익한 작용을 하는 장내 세균을 급격하게 파괴하기도 하죠. 수지 코헨은 항생제를 투여하는 것에 대해 "녹음이 우거진 산에 불을 놓아 모든 것을 태워 버리는 것과 같다."라고 표현하기도 했습니다. 항생제를 투여하고 어느 정도 지나면 장내 세균은 회복이 되기는 하는데, 주로 유해균이 유익균보다 빠르게 증식하기 때문에 항생제 투여는 장 건강에 악영향을 미치게 되지요.

둘째, 항균제 내성 문제에서 경구 투여제보다 안전합니다. 경구 투여 시 수없이 많은 세균들이 항균제에 노출되며 살아남은 세균들이 저항 유전자를 서로 교환합니다. 이런 유전 교환이 바로 항균제 내성을 유발하는 것이죠. 국소 부위에만 항생제를 사용하면 이런 내성을 최소화할 수 있습니다.

셋째, 사용이 간편하고 효과가 빠릅니다. 피부에 직접 바르는 제제는 피부를 통해 바로 환부에 도달할 수 있습니다. 그만큼 신속하게 효과를 발휘할 수 있죠.

이런 다양한 장점이 있기 때문에 많은 항균 외용제들이 널리 쓰이고 있는 것입니다. 그렇다면 항균 외용제들이 무조건 안전할까요?

항균 외용제는 피부 안으로 흡수되도록 만듭니다. 피부 바깥쪽에 있는 표피 세포는 물리적 방어막 역할을 하는데, 물에 녹는 물질은 통과하기 어렵고 기름에 녹는 물질은 통과하기 쉽습니다. 이런 이유로 깊이 침투해야 하는 외용제일수록 기름 성질이 있습니다. 국소적으로 사용하는 외용제는 연고제와 크림제가 있습니다. 연고는 점착성과 침투성이 뛰어난 제형으로 팔뚝 같은 두꺼운 피부에 알맞고, 크림은 물과 기름을 섞어 놓은 제형으로 얼굴 등 얇은 피부나 진물이 있는 곳에 적당합니다.

우리는 연고나 크림을 약으로 인식하지만, 인체 입장에서 보면 항균 물질과 기제는 피부 안으로 들어온 이물질입니다. 이런 이물질을 제거하기 위해 면역 반응과 염증 반응이 발생할 수 있어요. 침투력이 좋은 제형일수록 효과는 강력하지만 그만큼 부작용이 생길 가능성이 큽니다. 또 장내 세균이 존재하듯 피부에도 상재균이 존재합니다. 피부 상재균은 평소 피부를 지켜 주는 역할을 수행해요. 지속적인 항균 물질 사용은 피부 상재균을 손상시킬 뿐만 아니라 내성균을 만들어 내기도 합니다. 이런 이유로 항균 외용제의 경우 사용 횟수와 기간이 정해져 있습니다. 후시딘 연고의 경우 7일간 1일 1~2회 바르도록 되어 있고, 마데카솔케어 연고의 경우 8일간 1일 1~2회, 에스로반 연고의 경우 10일간 1일 2~3회 바르도록 되어 있습니다. 그동안 상처가 보일 때마다 자주 연고를 바르거나 의사의 지시 없이 오랜 기간 사용하셨다면 약을 잘못 사용하셨던 것이죠.

또 체내에 침투한 항균 물질과 기제는 과민 반응을 일으킬 수 있습니다. 과민 반응으로 인한 증상은 작열감, 발진, 통증, 자극감, 가려움 등입니다. 만약 연고나 크림을 바른 후 환부에 이런 증상이 나타났다면 외용제 부작용을 의심해야 합니다. 과민 반응은 개인마다 다른 특이 사항이므로, 만약 이런 증상이 발생했다면 해당 약물 이름을 꼭 기억해 두셨다가 병원, 약국을 방문하셨을 때 말씀해 주셔야 합니다. 스마트폰 메모 어플리케이션이나 개인 약물 수첩에 기록해 두시는 것도 매우 유용하겠죠.

앞서 말씀드린 것처럼 항균 외용제는 가정상비약으로 많이들 구비하고 있습니다. 상비약은 매번 사용하는 것이 아니기 때문에 한두 번 쓰고 보관할 때가 많지요. 이렇게 개봉한 제제는 포장에 표시되어 있는 유통 기간까지 보관할 수 있는 것이 아닙니다. 온도가 일정하게 유지되는 실온$^{1~30℃}$에 보관한다고 했을 때, 원래 포장에 들어 있는 연고는 개봉 후 최대 6개월 정도까지만 사용할 수 있습니다. 하지만 병원 처방을 받아 연고 통에 조제를 받은 외용제라면 길게 잡아도 1개월 정도밖에 사용하지 못합니다. 보관 기간을 경과하거나 온도가 들쑥날쑥한 곳에 보관한 외용제는 내용물이 변질될 수 있습니다. 변질된 성분이 피부 안으로 흡수되면 약 성분과 상관없이 부작용을 일으킬 수 있지요. 모든 외용제는 개봉한 날을 지워지지 않게 용기에 적어 놓고, 보관 기간이 지나면 폐기하는 것이 안전합니다.

또 너무 넓은 피부 부위에 사용하는 경우 과량으로 흡수되어 전신 독성이 나타날 가능성도 무시할 수 없습니다. 주로 간과 신장을 손상시키게 되죠. 항균 외용제를 발라야 하는 부위가 넓다면 절대 임의로 판단해 사용하지 마시고 의사, 약사와 꼭 상담하십시오.

Q 바르는 항생제의 올바른 사용과 보관 방법이 궁금합니다.
A

1. 바르는 항생제는 성분에 따라 효과가 다를 수 있으므로 증상에 맞게 정확히 사용하는 것이 중요합니다.

   ① 퓨시드산나트륨, 겐타마이신황산염, 무피로신은 세균 증식을 억제하는 성분으로 농가진, 종기, 모낭염, 상처 및 화상에 의한 세균 감염증에 사용합니다.

   ② 바시트라신은 세균을 구성하는 성분을 파괴하는 성분으로 상처나 화상에 의한 세균 감염증에 사용합니다.

   · 농가진 세균에 감염되어 물집과 고름 딱지가 생기는 질환
   · 모낭염 세균 감염으로 모낭 털을 감싸고 영양분을 공급하는 주머니 에 생긴 염증성 질환

2. 바르는 항생제는 치료에 필요한 최소 기간만 사용해야 하며, 특히 일반 의약품으로 사용되는 제품은 일주일 정도 사용했는데도 효과가 없는 경우 사용을 중지하고 의사 또는 약사와 상의합니다.

   ① 약을 바르기 전에 상처 및 감염 부위를 깨끗이 해야 하며, 바르는 부위에 따라 약물이 흡수되는 정도가 다르므로 사용 설명서를 잘 읽어 본 후 정해진 부위에 적정량을 바르도록 합니다.

   ② 바르는 항생제는 외용으로만 사용하고, 눈 주위나 안과용으로 사용해서는 안 됩니다. 또 약이 묻은 손으로 눈을 비비는 경우 부작용이 나타날 수 있으므로 주의합니다. 사용 후 화끈거림, 찌르는 듯한 아픔이나 통증, 가려움, 발진, 홍반 등 피부 과민 반응이 나타나거나 상처나 화상의 증상이 심해지는 경우 즉시 의사 또는 약사와 상의합니다.

   ③ 바르는 항생제를 반복적으로 사용하거나 지속적으로 사용하는 경우 항생제에 반응하지 않는 비감수성균이 증식할 수 있으므로 주의해야 합니다. 또 항생제를 넓은 부위에 적용할 경우 흡수가 증가하여 전신 독성을 유발할 수 있으므로 피부 손상 부위가 광범위한 경우 주의하여 사용합니다.

   · 비감수성균 항생제에 반응하지 않은 내성균을 말하며, 비감수성균이 증식하면 항생제를 사용하더라도 효과가 없어 상처나 화상 등 치료가 되지 않음

   ④ 바르는 항생제는 어린이의 손에 닿지 않게 사용 설명서와 함께 보관하고, 유효 기간 및 개봉 일자를 기재해 두는 것이 바람직합니다. 개봉된 의약품이 세균 등에 의해 오염(변색·냄새)된 경우, 효과가 감소하거나 사용 시 부작용이 발생할 수 있으므로 약국 등에 가져가서 폐기하는 것이 바람직합니다.

출처 식품 의약품 안전처

03.

멍이 잘 드는 것도
약 때문일 수 있다고요?

2018년, 윤상현 약사는 '올바른 약물 이용 지원 사업'이 시행된다는 말을 들었습니다. 이 사업은 열 개 이상 다제 약물 복용 환자를 대상으로 약사가 직접 방문하여 약물 사용에 대한 전반적인 내용을 점검해 드리는 활동입니다. 그동안 약사들이 환자에게 복약 지도를 하기는 했지만, 현장 상황을 보면 약을 조제하고 전달하는 정도에 그쳤고, 실제로 환자가 어떻게 약을 복용하는지는 알기 쉽지 않았습니다. 그런데 직접 방문해 복약 상태를 점검할 수 있다면 정확한 복약 지도가 이루어질 수 있겠지요.

그동안 약국에서만 환자와 만나는 것에 아쉬움을 느끼던 윤상현 약사는 적극적으로 이번 사업에 동참하기로 했죠. 드디어 첫 번째 환자인 80대 여성 김말순 님 댁에 방문했습니다. 심장이 좋지 않은 김말순 님은 혈압, 당뇨, 고지혈증, 관절약 등 열 개 이상의 약물을 복용 중이셨습니다. 윤상현 약사는 환자와 대화를 통해 약 복용법, 약물 중복 여부 등을 확인하고 정리해 드리는 한편, 생활 요법 등을 말씀드렸죠.

약사   약 드시면서 불편한 사항은 없으셨어요?

환자   없어. 몇 년째 먹는 약인데 뭐. 그냥 약을 안 먹었으면 좋겠어.

약사   그래도 약 덕분에 건강을 유지하시는 거예요. 영양제 더 드시는
      건 없으시고요?

환자   왜 없어? 자식들이 이것저것 사 줘서 먹고 있지!

김말순 님은 구석에 있는 영양제를 한 보따리 꺼내셨습니다. 관절
에 도움을 주는 리프리놀, 최근 주목받고 있는 비타민D, 프로바이
오틱스 등이 먼저 눈에 띄었습니다. 차근차근 개봉 날짜와 보관 상
태를 확인했지요. 그 뒤로도 오메가3, 은행엽엑스 등이 더 있었습
니다. 순간 윤 약사는 불안한 느낌이 들었어요. 환자의 조제약에는
항응고 작용을 하는 와파린 성분이 포함되어 있었기 때문입니다.

약사   어머님, 혹시 코피 나거나 멍이 잘 들지는 않으세요?

환자   코피는 잘 모르겠는데 멍은 잘 들어. 여기 봐. 살짝 부딪혔는데
      도 이렇게 되더라니까.

할머니께서 보여 주신 팔뚝에는 금방 멍이 든 시퍼런 자국이 보였
고 다른 부위에도 시간이 좀 지났는지 노랗게 변한 멍 자국이 보였
습니다.

약사   어머님, 이건 약과 영양제를 같이 드셔서 그럴 수 있어요. 건강
      기능성 식품은 당분간 중단하시고 다음번에 병원 가셨을 때 의

사 선생님과 꼭 상의하세요.

환자 몸에 좋다고 해서 열심히 챙겨 먹었는데, 그러면 안 된다고?

김말순 님은 영양제들이 너무 아깝다며 고집을 피우셨습니다. 설득하는 데 시간이 다소 걸릴 수밖에 없었지요.

혈액은 혈관을 따라 흘러야 합니다. 혈관은 닫힌 구조라서 혈액이 유출되지 않습니다. 우리 몸에 혈액은 평균 5,000 ~ 5,500mL나 있지만, 작은 생수병 하나 반 정도인 750mL만 빠져나가도 신경이 불안해지고 혈압이 떨어질 정도가 됩니다. 이처럼 출혈은 생명과 밀접한 관계를 갖고 있기 때문에 인체는 혈관이 손상되면 바로 혈액 손실을 막을 수 있도록 최적화되어 있어요.

혈액에는 다양한 성분들이 있지만 그중 혈소판과 혈장 내 응고 인자, 섬유소 등이 지혈 작용을 담당합니다. 그래서 혈관이 손상되면 혈소판과 응고 인자 등이 활성화됩니다. 먼저 혈관 내피 세포에 혈소판이 부착되어 구멍을 메웁니다. 이를 혈소판 마개라고 불러요. 활성화된 응고 인자들이 섬유소를 생성하면서 부착된 혈소판과 결합해 혈액을 응고시킵니다. 이것을 혈전이라고 부르죠. 이처럼 정상적인 혈액 응고 과정은 생명 유지에 필수적이지만 부적절한 혈전 생성은 큰 문제가 됩니다. 혈관벽에 부착된 혈전이 많아지면 혈관을 막을 수 있기 때문입니다.

만약 혈전이 혈류의 영향을 받아 떨어져 나간다면 어떻게 될까요? 큰 혈관은 통과하겠지만 작은 혈관은 막을 수 있습니다. 이렇게 떠다니다가 혈관의 협착이나 폐색을 일으키는 물질을 색전이라고 부릅니다. 혈관이 막힌 부분부터는 산소와 영양분을 제공받지 못하기 때문에 조직이 손상되지요. 동맥 경화증, 관상 동맥 질환, 이코노미 증후군 등 혈관 질환은 혈전에 의해 생기며, 심부정맥 색전증, 폐 색전증, 뇌 색전증 등은 색전에 의해 발생합니다. 고혈압, 고혈당, 고지혈증 같은 대사 질환자나 고령자, 경구 피임약 복용자, 비만인 사람, 운동이 부족한 사람 등은 혈전 발생이 증가할 위험 요소를 갖고 있기 때문에 적절한 조치가 필요하지요.

만약 약을 복용해야 할 정도로 혈전 발생 위험도가 높다면 혈전 생성 억제제를 사용해야 합니다. 앞서 살펴보았듯 혈전이 생기는 원인은 혈소판이 응집하는 것과 섬유소가 결합하는 것으로 나누어 볼 수 있습니다. 항혈전제도 항혈소판제와 항응고제로 나누어집니다.

항혈소판제는 프로스타글란딘 생성을 억제하는 아스피린과 ADP 수용체를 차단하는 플라빅스^{클로피도그렐황산염}가 대표적입니다. 이들은 가장 많이 사용되는 항혈전제입니다. 그 뒤를 이어 에피언트^{프라수그렐염산염}, 브릴린타^{티카그렐러} 등이 출시되어 널리 쓰이고 있습니다. 이들은 기존 약의 부작용을 줄이고 효능을 높인 신약들입니다.

항응고제는 비타민K 길항제인 와파린이 대표적입니다. 하지만 음식 제한이나 혈중 농도를 지속적으로 모니터링해야 하는 단점 등으로 최근에는 프라닥사캡슐^{다비가트란에텍실레이트메실산염}이나 자렐토정^{리바록사반} 등 개량된 신약들도 경우에 따라 사용되고 있지요.

이런 제제들이 아무리 단점을 개선했다고 해도 혈전 생성 억제가 주목적이기 때문에 출혈을 증가시키는 것은 어쩔 수 없습니다. 항혈

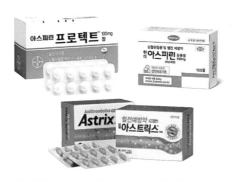

다양한 제품의 항혈소판제와 대표 주자 격인 저용량 아스피린

소판제인 아스피린의 경우 출혈 질환 발생을 70% 정도 증가시키는데 한때 위장관, 두개강 내 출혈도 일으킨다고 해서 이슈가 되기도했지요. 클로피도그렐황산염도 아스피린보다 위장관 출혈은 적게 일으킨다고는 하지만 다른 부위에서 나타나는 출혈증에서는 큰 차이를보이지 않고 있습니다.

항응고제 역시 출혈이라는 치명적인 합병증을 동반합니다. 일반적으로 출혈 가능성이 4배로 늘어난다고 해요. 이 때문에 색전증 위험성과 출혈 합병증 발생 위험성을 견주어 이득이 될 때만 사용합니다. 이런 출혈 부작용은 코피나 안구 출혈 등으로 나타나 당혹스럽게만듭니다. 이보다 심각한 문제는 인지할 수 없는 출혈증입니다. 위장관 출혈이나 뇌출혈 등은 큰 위험이기 때문에 국내 한 주요 학회는혈관 질환 예방을 위해 아스피린 복용을 권장하지 않는다고 발표하기도 했습니다.

또 외상이나 수술 이후 출혈이 멎지 않는 것도 문제입니다. 내시경 검사나 발치 등 흔히 받는 검사나 시술로도 지혈이 늦어져 문제가 발생할 수 있지요. 혈전 억제제를 복용하고 있다면 외상에 주의해야 합니다. 꼭 상처가 아니더라도 타박에 의해 쉽게 피하 출혈이 발생할 수 있어요. 흔히 멍이라고 부르는 것도 피하 출혈의 일종입니다. 출혈 증상은 음식이나 영양제, 약물에 의해 더욱 심해질 수 있어요. 김말순 님도 항응고제와 출혈을 증가시킬 수 있는 건강 기능성 식품을 동시에 복용했기 때문에 멍과 같은 피하 출혈 증상이 나타났을 것입니다.

만약 항응고제를 드시는 경우라면 비타민K 복용도 주의해야 합니다. 종합 영양제나 건강 기능성 식품 속 비타민K는 고용량이기 때문에 특히 주의해야 해요. 비타민K는 시금치 등 녹색 채소류나 콩류에도 다량으로 함유되어 있어 간혹 이들 음식 섭취도 주의하라는 이야

+ QUESTION & ANSWER

Q 출혈을 증가시킬 수 있는 식품 성분에는 어떤 것들이 있나요?

A 다음에 열거한 다양한 건강 기능성 식품 성분은 모두 출혈을 증가시킬 수 있습니다. 항혈전제를 복용 중이라면 반드시 의사, 약사와 상의 후 드셔야 합니다.

음식				
마늘	콘드로이틴	폴리코사놀	생강	글루코사민
포도주	인삼	알코올	울금	은행잎
카페인	나토키나아제	감초	정향	가시오가피
캡사이신	대구 간유	양파	소팔메토 열매 추출물	당귀
탱자나무 열매	단삼	호로파	비타민E	황금黃芩
아마씨	오메가3			

출처 서울대학교 병원 약제부 「항응고 약물(와파린) 복용 안내」

140

기를 하지만, 지속적으로 한 가지 음식만 먹는 경우는 드물기 때문에 음식을 골고루 먹는 편이라면 크게 문제가 되지는 않습니다.

한편, 일부 항생제나 항진균제, 진통제 등도 항응고제 효능을 증가시킬 수 있습니다. 따라서 감기나 피부 질환 등으로 병원 방문 시에는 항혈전제 복용을 꼭 말씀해 주셔야 해요.

쉽게 지나치기 쉬운 멍, 자주 발생한다면 혈액 응고 문제일 수도 있다는 점을 기억하세요. 약을 복용하다가 조금이라도 이상한 점이 있다면 언제나 약사와 상의하시는 것 잊지 마시고요.

+ TIPS

내시경, 수술 전 항혈전제 및 혈관 작용약 중단 기간

	일반명	작용 지속 시간	투여 중지 시기
항응고약	와파린	48~72시간	5~7일 전
	다비가트란	-	24시간 전 위험성 높은 경우: 2일 전
	아픽사반	-	24시간 전 위험성 높은 경우: 2일 전
	리바록사반	24시간	24시간 전
항혈소판약	아스피린	5~7일	7~10일 전
	클로피도그렐	10~14일	14일 전
	티클로피딘	10~14일	10~14일 전
	실로스타졸	48시간	3일 전
	디피리다몰	1일	1~2일 전
	리마프로스트	3시간	1일 전

출처 『약사에게 필요한 질환별 약료 지식 II (문답식)』 (신일서적, 2019)

파스 붙인 곳,
햇빛을 조심하라고요?

손님 약사님, 파스 하나 주세요.

김선기 님은 스포츠머리에 구릿빛 피부를 가진 40대 남성입니다. 떡 벌어진 어깨에 날카로운 눈매는 누가 봐도 운동을 좋아할 것이라 예상할 수 있지요. 웬만하면 아프다고 하지 않는 분인데, 운동하다 다치신 게 아닌지 걱정되었습니다.

약사 어디가 아프세요? 다치셨어요?

손님 지난주에 골프 나갔다가 뒤땅^{청크 샷}을 제대로 쳤더니 팔꿈치가 아파서요.

그러고 보니 약국에 들어오실 때부터 왼쪽 팔꿈치를 잡고 계셨어요. 시일이 지나도 통증이 쉽게 가라앉지 않는 것 같았습니다.

약사 병원에 가 보셨어요? 관절 부위라 정확한 상태를 파악해 보시는 게 좋아요.

손님 시간이 안 돼서 병원은 아직 못 갔어요. 파스 붙여 보고 상황 보
     려고요.

약사 일단 진통 효과가 있는 첩부제^{신체 부위에 붙일 수 있도록 만든 의약품}를 드려
     볼게요. 환부를 잘 씻고 말린 뒤 약 부위가 손에 묻지 않게 주의
     해서 부착해 주세요. 효과는 24시간 지속되니 하루에 한 번 교
     체해 주시면 됩니다. 첩부제를 붙인 부위는 햇빛에 닿지 않도록
     주의해 주세요.

손님 왜요?

     설명을 듣고 있던 김선기 님의 눈이 휘둥그레졌습니다.

약사 알레르기가 유발될 수 있기 때문이에요. 광과민성 부작용이라
     고 부릅니다.

손님 그래요? 전에 필드 나갔다 와서 파스 붙인 곳이 벌겋게 알레르
     기가 생겼었는데 이것 때문이었나 보네요! 병원 치료 한참 받았
     었는데…….

약사 네, 그럴 수 있습니다.

  타박상, 근육통, 관절염 등이 있을 때 붙이는 약을 흔히 파스라고
하지요. 파스는 연고나 치약 등을 뜻하는 독일어 파스타^{Pasta}에서 유
래한 말입니다. 일본에서 이를 파스라 줄여 제품으로 출시했고, 이것
이 우리나라로 들어오면서 약 상품명으로 굳어진 것입니다.

붙이는 진통제는 형태에 따라 첩부제^{플라스터}와 습포제^{카타플라스마}로 나뉘는데요. 일본에서 유래한 파스라는 말보다 첩부제나 습포제라는 용어를 써 보는 것은 어떨까요?

첩부제는 바로 떼서 붙일 수 있는 반창고 형태를 말하며, 점착제와 약물이 동시에 발라져 있어 부착이 쉽습니다. 습포제는 의약품 가루와 정유를 함유하는 것으로, 마치 습포를 하는 듯한 효과를 낼 수 있게 만든 제품입니다. 일반적으로 비스테로이드성 항염증제^{NSAIDs}를 포함한 제품은 첩부제 형태로, 냉온찜질을 할 수 있는 성분이 든 제품들은 습포제 형태로 나오고 있습니다. 용도에 맞춰 사용하면 되겠지요.

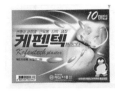 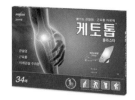

케토프로펜이 함유된 첩부제들

간혹 아플 때, 먹는 약이 좋은지 붙이는 약이 좋은지 묻는 경우도 있습니다. 왠지 붙이는 약은 효과가 덜한 것 같기 때문이죠. 이것이 사실인지 실제로 검증을 해 본 흥미로운 논문이 있습니다. 케토톱이라는 상품명으로 유명한 항염 진통제인 케토프로펜을 복용했을 때와 부착했을 때 환부 약물 농도 차이를 조사해 본 것이죠. 결과는 붙이는 제제가 국소 부위 약물 농도가 높은 것으로 나왔어요. 따라서 외용제가 효과가 떨어질 것 같다는 생각은 안 하셔도 될 것 같습니다.

첩부제의 중요한 장점은 비스테로이드성 항염증제에 있는 위장관, 간, 신장 독성 등 부작용을 줄이면서 통증과 염증을 효과적으로 완화시킬 수 있다는 것이죠. 만약 국소 부위에 나타난 통증이거나 위, 신장, 간에 질환이 있는 환자라면 복용하는 진통제보다 외용 진통제를 선택하는 것을 고려해 볼 필요가 있으니 의사, 약사와 상의해 주세요.

습포제나 첩부제는 포함된 성분에 따라 통증 완화 기전이 다릅니다. 먼저 습포제는 찜질하는 효과가 있습니다. 냉찜질은 통증 감각을 무디게 해서 증상을 개선하는데, 반대 자극제^{다른 감각에 자극을 주어 통증을 못 느끼게 하는 제제}와 휘발 성분이 포함된 냉습포제가 유사한 효과를 냅니다. 온찜질은 혈액 순환을 원활하게 해서 염증 인자와 노폐물을 빠르게 제거해 주는데, 피부 자극제인 캡사이신이나 노닐산바닐릴아미드 등이 함유된 온습포제가 비슷한 효과를 내죠. 만약 무리한 운동이나 부딪혀서 바로 생긴 통증이 있다면 냉습포제를, 며칠 지나 통증이 잘 사라지지 않는다면 온습포제를 사용하는 것이 좋습니다.

냉습포제와 온습포제 모두 3세 이상부터 사용할 수 있을 정도로 안전한 제제입니다. 다만, 반대 자극제인 캄파를 30개월 미만 영유아에게 사용하면 신경 손상으로 인한 경련이 생길 가능성이 있어요. 또 임부, 수유부도 사용을 금합니다. 온습포제에 포함된 자극 성분은 혈관을 확장하고 피부를 민감하게 만듭니다. 온습포제 사용 후 뜨거운 물에 목욕을 한다거나 스테로이드, 항생제, 진통제 등 약물을 바르면 부작용이 생길 수 있기 때문에 주의해야 합니다.

첩부제는 진통제가 함유되어 있는 제품이 많지요. 첩부제에 들어 있는 진통제는 피부를 거쳐 체표 조직이나 근육, 관절로 직접 들어가

기 때문에 먹는 진통제보다 빠른 효과를 기대할 수 있습니다. 진통제
는 사용 연령 제한이 있어요. 성분별로 약간 다르기는 하지만 일반적
으로 15세 미만의 경우는 쓸 수 없다고 기억해 두는 것이 좋습니다.
임부, 수유부의 경우에도 사용을 피해야 합니다.

습포제는 보통 12시간 정도 효과가 지속되지만 첩부제의 경우에
는 제품에 따라 조금씩 다릅니다. 케토톱이나 케펜텍 등 일반적인 첩
부제는 12시간, 케토톱엘이나 노펜24 같은 제제는 24시간, 트라스트
패취나 무르페패취 같은 제제는 48시간 효과가 지속됩니다. 여러분
께서 약을 사용할 때는 지속 시간을 꼭 확인하세요. 알아 두실 점은
지속 시간이 길다고 무조건 좋은 것은 아닙니다. 일반적으로 물이 묻
거나 땀을 많이 흘리면 첩부제가 떨어지기 때문입니다. 사용 환경에
따라 선택하실 필요가 있습니다.

습포제나 첩부제 모두 피부에 부착되어 있어야 하므로 접착제가
포함되어 있습니다. 습포제는 자체 부착력이 없어서 밀착포를 사용
해야 하죠. 만약 접착제에 알레르기가 있는 사람이라면 두 종류 모두
사용할 수 없습니다. 이 경우에는 바르는 진통제를 사용하세요.

첩부제의 경우 비스테로이드성 항염증제가 들어 있기 때문에 국소
적으로 사용한다 해도 전신 부작용을 일으킬 수 있습니다. 위장 장애
가 대표적이에요. 하지만 앞서 언급한 대로 경구 진통제에 비하면 그
부작용이 현저하게 적습니다.

또 다른 문제는 피부 부작용입니다. 약물을 피부에 발랐을 때 일어
나는 약물 알레르기^{접촉성 피부염}는 비스테로이드성 항염증제뿐 아니라
많은 성분에서 흔히 일어날 수 있는 부작용이죠. 약물에 의한 알레르

기는 접착제 알레르기처럼 피부에 붙이면 바로 나타나기 때문에 어떤 제품을 붙였을 때 증상이 나타났는지 알아 두셔야 해요. 광과민성 부작용이 있었다면 이 또한 반드시 기억해 두셔야 합니다.

광과민성 부작용은 피부에 남아 있는 진통제 성분이 햇빛과 반응해서 면역 반응을 일으키기 때문에 나타난다고 알려져 있습니다. 주로 프로피온산계이부프로펜, 케토프로펜, 덱시부프로펜, 인도메타신 등 진통제 성분에서 나타나지만 피록시캄이나 디클로페낙에서도 나타날 수 있기 때문에 첩부제를 사용할 때는 주의해야 합니다.

김선기 님의 경우도 진통제 성분의 첩부제를 사용한 뒤 야외에서 골프를 한 것이 부작용을 일으킨 원인이 된 것입니다. 여름에 특히 일어나기 쉬운 부작용이에요. 진통제 성분의 외용제를 사용한 뒤라면 2주 정도는 햇빛에 노출되는 것을 피하거나 자외선 차단제를 적절히 사용해야 광과민성 부작용을 피할 수 있습니다.

마지막으로 식품 의약품 안전처에서 제공하는 첩부제 안전 사용법을 적어 두었으니 잘 기억해 주세요.

+ TIPS

첩부제 안전 사용법

1. 건조하거나 약한 피부에 부착했다가 떼는 경우, 미온수에 적당히 불린 후 떼십시오.
2. 햇빛에 노출되는 부위에 부착한 경우 붕대나 의복 등으로 부착 부위를 가려 주면 광과민성으로 인한 피부 이상 반응을 예방할 수 있습니다.
3. 피부 알레르기 방지를 위해 동일 부위에 연속적으로 사용하는 것을 피하고, 가려움증, 발진이 일어나는 경우, 충혈되어 붉어진 경우 사용을 중지합니다.
4. 사우나나 온찜질을 하게 되면 피부 각질이 약해지고 내피가 손상되기 쉬우므로 사우나, 온찜질 전후에는 부착을 피합니다.

출처 식품 의약품 안전처

05

약쑥으로 만든 위장약 먹고
발진이 생겼어요

요즘은 SNS 시대입니다. 포노 사피엔스$^{phono\ sapiens}$라는 말이 있듯, 스마트폰으로 일상생활은 물론 업무까지 하고 있다 해도 과언이 아닌데요. 약 상담도 메신저 어플리케이션을 이용하기도 합니다. 김기철 님 역시 밝은미소약국 카카오톡 채널을 통해 연락을 주셨습니다.

우리나라 처방 조제약 포장 방식은 혼합식입니다. 각기 다른 약물 1회 복용량을 약포지 하나에 혼합해서 포장하지요. 우리나라는 약에 대한 거부감이 덜한 편인 데다, 복용하기 편리한 포장법까지 더해져 처방되는 약 종류가 미

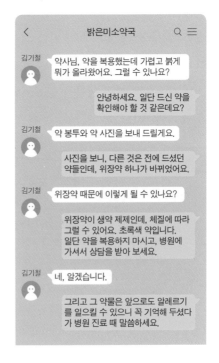

밝은미소약국

김기철: 약사님, 약을 복용했는데 가렵고 붉게 뭐가 올라왔어요. 그럴 수 있나요?

안녕하세요. 일단 드신 약을 확인해야 할 것 같은데요?

김기철: 약 봉투와 약 사진을 보내 드릴게요.

사진을 보니, 다른 것은 전에 드셨던 약들인데, 위장약 하나가 바뀌었어요.

김기철: 위장약 때문에 이렇게 될 수 있나요?

위장약이 생약 제제인데, 체질에 따라 그럴 수 있어요. 초록색 약입니다. 일단 약을 복용하지 마시고, 병원에 가셔서 상담을 받아 보세요.

김기철: 네, 알겠습니다.

그리고 그 약물은 앞으로도 알레르기를 일으킬 수 있으니 꼭 기억해 두셨다가 병원 진료 때 말씀하세요.

국 등 다른 나라보다 많은 편입니다. 위염 등 질환이 없더라도 위장 장애 사례가 보고된 약물을 처방하는 경우, 나타날 수 있는 부작용을 줄이기 위해 거의 대부분 위장약을 함께 처방하고 있어요. 특히 라니티딘염산염은 항염 진통제 복용 후 발생하는 위장 질환에 적응증이 있는 성분으로, 매우 빈번하게 처방되었죠. 하지만 2019년에 발암 물질 파동 이후 판매가 금지되며 시장에서 퇴출되었습니다. 그 빈자리를 채운 약이 바로 천연물 의약 성분 애엽 추출물을 활용한 스티렌, 디스텍, 지소렌 등입니다.

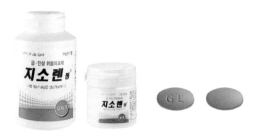

애엽 추출물을 원료로 만든 위장약 지소렌

2000년 '천연물 신약 연구 개발 촉진법'에 따라 의약품 허가 조건을 대폭 완화하면서 많은 제약 회사들이 신약을 출시하게 되었습니다. 위장약인 스티렌^{동아에스티}과 모티리톤^{동아에스티}, 관절염약인 조인스^{에스케이케미칼}와 신바로^{녹십자}, 기침·가래약인 시네츄라^{안국약품} 등이 대표적이에요. 천연물 의약품은 한국에만 있는 것이 아닙니다. 항염 진통제 대표 주자이면서 갈수록 많은 효과가 밝혀지고 있는 아스피린은 버드나무에서 추출했고, 항암제인 탁솔은 주목나무, 혈액 순환제인 타나민은 은행잎에서 추출해 만듭니다. 큰 범위에서 보면 이런 약들도 천연물 의약품이라고 볼 수 있지요.

인터넷 의료지 〈메디포뉴스〉는 인터넷 과학지 〈사이언스 타임즈〉 보도를 인용해 "미국은 식물 의약품 지침Botanical drug Guidance을 제정해 천연물 의약품 시장에서 주도권을 잡기 위해 연구를 지속해 왔으며 그 결과 1982년부터 868종의 신약 후보 물질과 40여 종의 신약, 209종의 반합성 물질을 승인했다."라고 보도했습니다. 또 "중국도 2003년까지 1,200여 종의 식물 추출 산업을 완료했고, 700여 종의 순수 화합물을 분리했다. 유럽 역시 각국 정부가 식물 약품이라는 규정을 따로 두어 평가와 지원을 동시에 지원하고 있다."라고 했지요. 많은 나라들이 천연물에서 새로운 의약품을 개발하기 위해 노력하고 있다는 사실을 알 수 있습니다.

천연물 의약품은 세계적인 추세이지만, 문제는 허가 기준입니다. 2008년, 천연물 의약품 시장 확대라는 목적 아래 허가 기준이 대폭 완화되면서 의약품이라면 기본적으로 해야 할 안전성, 유효성 검증 등 여러 시험 과정을 거치지 않아도 된 것이죠. 따라서 안전성 부분이 논란이 될 수밖에 없었습니다. 실제로 2013년에 허가를 받은 천연물 의약품에서 벤조피렌이 검출된 문제가 있었고, 지난 2017년에도 스티렌 개량 신약인 디스텍, 지소렌 등에서 이상 사례 발현율이 7.39%라는 발표가 있었습니다. 이는 천연물 의약품이라고 해서 무조건 안전하지 않다는 것을 의미합니다.

천연물 제제는 한 가지 성분만으로 이루어진 것은 아닙니다. 여러 성분이 결합된 만큼 각 성분이 지닌 약리 작용이 인체에서 어떤 반응을 일으키는지 면밀히 조사해야 하지요. 비록 늦은 감이 있지만,

2015년 감사원에서 천연물 신약 문제에 대해 강한 지적을 한 것은 매우 중요하다고 생각합니다. 2016년 식품 의약품 안전처는 감사원 지적에 따라 오해를 일으킬 수 있는 천연물 신약이라는 용어를 천연물 의약품으로 바꿨으며, 관련 규정 개정을 통해 천연물 의약품을 구성하는 성분의 분포, 함량에 대한 구체적인 성분 프로파일과 안전성 자료를 제출하도록 했죠. 느슨하다 못해 늘어졌던 허가 기준을 다른 의약품과 동일한 수준으로 다시 끌어올린 것입니다. 규제 강화를 통해 천연물 의약품이 보다 인정받는 약으로 재도약하길 기대해 봅니다.

앞에서 말씀드린 대로 라니티딘염산염 성분 위장약이 퇴출되면서 애엽 추출물이 더욱 많이 사용되고 있습니다. 사용량이 많은 만큼 이상 반응 사례도 발생할 가능성이 있습니다. 대표적으로 주의할 점 두 가지를 살펴보겠습니다.

애엽 추출물에는 다양한 성분이 포함되어 있는데 그중 디쿠마롤은 혈액 응고를 지연시키는 성분입니다. 현재 출시된 에탄올 기반 혹은 이소프로판올 기반 애엽 추출물은 혈액 응고 억제 성분을 제거해 특허를 받은 것입니다. 하지만 와파린 등 항혈전제를 복용 중인 혈전증 환자나 혈액 응고 지연 환자, 간이나 신장이 좋지 않은 환자는 영향을 받을 수 있기 때문에 복용 시 주의해야 합니다. 서울대학교 병원에서 발간한 「항응고 약물(와파린) 복용 안내」에도 애엽 추출 성분으로 만든 스티렌은 주의 의약품으로 나와 있습니다. 해당 환자의 경우 혈액 응고와 전혀 관련이 없는 위장약으로 처방을 받는 것이 좋겠죠.

최근 약 복용 후 알레르기가 나타났다고 호소하는 환자들을 여러 차례 보았습니다. 물론 지역 의약품 안전 센터에 부작용 보고도 해

두었지요. 천연물에는 다양한 성분이 함유되어 있다 보니 체질에 따라 가려움이나 발진 등 알레르기 증상이 유발될 수 있습니다. 심하면 발열이 나타날 수도 있어요. 김기철 님 역시 이런 경우에 해당합니다. 만약 알레르기 증상이 유발되었다면 약을 중단하고 의사와 상의해야 합니다. 위장약을 지속적으로 사용해야 하는 경우 처방 변경이 불가피하겠죠.

알레르기 반응을 일으키는 약물은 꼭 기억해 두셔야 해요. 특히 천연물 의약품은 단일 성분이 아니기 때문에 알레르기 유발 요인이 더 많다고 생각합니다. 위장약 계통은 다른 약을 처방받을 때 부작용을 막기 위해 포함되는 경우가 많습니다. 병원 진료 또는 약을 받을 때 의사, 약사에게 특이 사항을 꼭 말씀해 주셔야 보다 안전하게 약을 복용할 수 있습니다.

몸에 좋다 해서 공진단 먹었는데
얼굴에 발진이 생겼어요

손님   약사님, 얼굴에 뭐가 났는데 좀 봐 주실래요?

김옥래 님은 58세 여성입니다. 이런저런 건강 상담을 위해 약국을 자주 방문하시는 단골 고객이죠. 얼굴을 보니 좁쌀 같은 구진이 여기저기 올라와 있고 해당 부위는 구진 분포 범위보다 넓게 붉은색을 띠고 있었습니다.

약사   에고, 언제부터 그러셨어요?

손님   글쎄, 내가 얼마 전에 수술을 받았거든요. 그 뒤에 너무 힘들어하니까 아들놈이 공진단을 사 갖고 왔어요. 기운 내라고. 그거 먹고 하루는 진짜 반짝 기운이 나더라고요. 그런데 이틀째부터 얼굴에 열이 확 오르는 거 같더니 이렇게 발진이 생겼어요.

약사   그러셨군요. 김옥래 님은 평소 더위도 많이 타고 찬 것도 좋아하시고 열도 많은 편이시잖아요.

손님   그렇죠. 내가 열이 많다는 이야기는 많이 듣죠.

약사	이번에 기운이 떨어진 것도 수술 때문에 일시적인 것이고요.
손님	그렇죠.
약사	그런 분이 몸을 크게 보해 주는 공진단을 드셔서 열이 확 떠 버린 것 같아요. 조금만 따뜻하게 해 줘야 하는데 너무 열이 강해진 것이죠. 일단 공진단은 중단하시고 피부에 올라온 열을 내리는 약을 드릴 테니 한번 드셔 보세요.
손님	공진단도 아무나 먹을 수 있는 게 아닌가 봐요.

김옥래 님은 비싼 공진단을 몇 번 먹어 보지도 못했다는 아쉬움과 이래저래 돈을 아껴서 사다 준 아들에 대한 미안함에 많이 속상해 하셨습니다.

공진단은 많은 사람들이 인정하는 보약입니다. 가격이 비싸 자주는 못 사도, 체력적으로 힘겨워하는 고3 수험생을 자녀로 둔 부모님들이라면 한 번쯤 공진단을 생각해 보셨을 것입니다. 또 원기가 떨어져 힘들어 하시는 부모님께, 밀려드는 업무에 지친 배우자에게 줄 선물로도 빠지지 않는 약입니다.

공진단은 중국 의서 『세의득효방』에 실려 있는 처방으로 조선 의서 『동의보감』과 『방약합편』에도 실려 있습니다. 허약한 사람의 원기를 올려 주는 것으로 말 그대로 보약입니다. 간혹 "공진단이라는 건 그저 옛 서적에 실려 있는 것일 뿐 아니냐? 진짜 효과가 있느냐?" 반문하시는 분들도 있습니다. 하지만 국내외 논문 등을 통해 공진단은 신경 보호, 심근 보호, 회복, 항산화, 항염, 면역 증강, 간 보호, 생식

기능 활성 등에 효과가 있음이 밝혀졌습니다. 식품 의약품 안전처에서 허가한 효능·효과 항목에도 선천적 허약 체질, 무력감, 만성병에 의한 체력 저하, 간 기능 저하로 인한 어지러움, 두통, 만성 피로, 월경 이상 등에 효과가 있다고 명시되어 있습니다.

공진단은 본래 녹용, 산수유, 사향, 당귀로 구성되어 있지만 일반 의약품으로 나오는 제제는 인삼과 숙지황이 추가되어 있습니다. 효능은 원기元氣를 보하는 것과 기혈氣血 소통을 강하게 추진하는 것 두 가지로 볼 수 있습니다. 원기는 에너지를 내는 원양元陽과 호르몬이나 신체 구성 물질로 작용하는 원음元陰으로 나뉩니다. 공진단의 녹용은 원양과 원음을 모두 보충하죠. 여기에 추가로 인삼을 더해 원양을, 산수유와 숙지황을 더해 원음을 보강합니다. 사향은 침향, 용연향과 함께 세계 3대 향에 속합니다. 아주 먼 곳에 있어도 그 향기를 느낄 수 있다고 할 만큼 강력하죠. 사향은 막혀 있던 모든 곳을 뚫어 기를 통하게 합니다. 당귀는 혈액 순환을 촉진하는 기능이 있어요.

이 효과로 원기가 소진되고 스트레스 등으로 기혈이 막힌 사람이 공진단을 복용하면 몸 상태를 회복할 수 있습니다. 그럼 이렇게 좋은 공진단은 아무나 복용해도 될까요? 정답부터 말씀드리면 그렇지 않습니다.

앞에 말씀드렸던 원기를 강하게 보충하는 효과와 기혈을 강하게 순환시키는 효과는 기력이 쇠약한 사람에게만 효과가 있습니다. 만일 기력이 크게 소모되지 않은 사람이라면 먹어도 큰 감흥이 없습니다. 실제로 공진단을 먹어 보았는데, 비싸기만 하고 효과는 잘 모르겠다고 하는 분들이 있습니다. 이런 분들은 원기가 크게 손상되지 않았기 때문입니다. 약을 계속 드신다고 해도 도움이 안 될 가능성이 높기 때문에 복용을 중단하는 것이 좋습니다.

더 큰 문제는 몸에 열이 많은 사람이 복용했을 때입니다. 한방에서는 에너지 생성이 과하게 일어나는 사람을 열이 많다고 표현합니다. 이런 사람은 성격이 급하고 땀이 많으며 찬 것을 좋아하고 움직임이 많은 편입니다. 이런 분들이 공진단을 복용하면 녹용과 인삼의 효과로 인해 부작용이 생길 수 있습니다. 주로 상열감이 생기고 얼굴이나 피부가 붉어지며 심하면 발진이 생기기도 합니다. 바로 김옥래 님에게 나타난 반응이라고 볼 수 있어요. 이런 반응이 나타난다면 공진단 복용을 중단하고 전문가와 꼭 상의해야 합니다.

위장이 약한 사람도 공진단 복용을 주의해야 합니다. 공진단에 들어 있는 숙지황은 점액 성분과 철분 등 미네랄과 난소화성 물질들이 많이 함유되어 있습니다. 평소 위장 기능이 떨어져 설사를 하는 편인 사람이 숙지황을 복용하면 복통이나 가스 팽만, 설사 등 증상이 나타날 수 있습니다. 만일 계속 공진단을 먹으면 위장 점막이 손상될 수 있으니 주의해야 합니다.

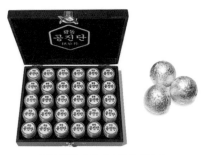

보양 한약 제제 대표 격인 공진단

Q **공진단을 복용해서는 안 되는 경우가 있나요?**

A 공진단 의약품 설명서에 따르면 다음 증상이 있는 사람은 즉각 복용을 중단해야
합니다.

- 발진, 두드러기
- 식욕 부진, 위부 불쾌감, 구역, 설사
- 한 달 정도 복용해도 증상 개선이 없을 경우

공진단, 경옥고처럼 대중적으로 잘 알려진 한약 제제는 무심코 복
용하는 경우가 많습니다. 대부분 큰 문제가 생기지는 않지만 몸에 잘
안 맞으면 생각지 못한 반응이 나타날 수 있어요. 약을 드실 때는 항
상 의사, 약사와 먼저 상의하시는 것, 잊지 마세요!

07

내 아이에게 사용하는
스테로이드 외용제, 정말 독이 될까요?

약사 진아 어머님, 오늘도 아토피에 사용하는 락티케어HC 로션 1%, 에스로반 연고 처방이 나왔습니다. 진아가 락티케어는 꾸준히 사용하고 있지요?

저는 약을 드리면서 유심히 어머님 안색을 살폈습니다. 왠지 눈빛을 피하는 느낌이 들었습니다.

약사 혹시 사용하면서 무슨 문제가 있었나요?
손님 아니, 약사님. 이게 무슨 보습 로션도 아니고, 스테로이드제를 계속 바르면 안 되지 않나요? 증상 있을 때만 발랐어요.

역시 예상대로 스테로이드를 너무 나쁘게 생각하고 계신 듯했습니다. 하지만 진아는 아토피가 심한 편이어서 꾸준하게 사용하지 않으면 피부 감염증 등을 유발할 수 있어 증상이 악화될 수 있습니다. 현재도 피부에 감염증 상태가 있어 항생제 연고도 같이 처방받은 상황이었죠.

약사   어머님, 진아는 주 2회 정도 꾸준하게 락티케어를 발라 줘야 해요. 그래야 아토피로 인한 합병증을 막을 수 있습니다. 락티케어 로션은 스테로이드 등급이 가장 약한 수준이에요. 매일 바르는 것이 아니라면 큰 부작용이 없는 제제이지요. 꾸준하게 발라 주세요.

손님   네…….

진아 어머님은 대답은 하셨지만, 아마 스테로이드를 사용하지 않을 것 같다는 생각이 들었습니다.

스테로이드는 스테로이드 구조를 가진 성분을 통칭하는 말입니다. 보통 부신 피질 호르몬과 성호르몬이 스테로이드에 속하는데, 아토피, 천식 등 염증과 면역 반응 억제에 사용하는 스테로이드는 부신 피질 호르몬제를 말합니다.

부신 피질 호르몬제(이후 스테로이드제)만큼 논란이 많은 약도 드문 것 같아요. 일부 한의사나 자연 치유 요법을 하는 사람들은 근본적인 치료를 하기 위해 스테로이드 사용을 자제해야 한다고 주장하고, 이와 다른 의견을 보이는 의사들의 경우에는 처방에 따라 적정량을 사용하면 문제없다고 주장합니다. 그리고 그 대립은 끝없는 평행선인 듯합니다.

스테로이드제를 처방받은 환자들을 보면 정말 쓰기 싫은데 억지로 쓴다는 반응을 보이는 경우가 많습니다. 이렇게 스테로이드에 대한 거부 반응을 보이는 현상을 스테로이드 포비아라고 부릅니다.

스테로이드 포비아는 일본에서 시작된 현상입니다. 아토피 피부염 대유행을 우리보다 먼저 겪은 일본은 아토피 피부염 치료제로 스테로이드 성분을 선택해서 사용했습니다. 하지만 효과가 너무 좋은 것이 오히려 문제였지요. 정확한 연구가 이루어지기도 전에 무분별하게 사용하게 된 것이죠. 이로 인해 피부뿐 아니라 전신에 발생하는 부작용이 크게 문제되기 시작했습니다. 1990년대에는 방송을 통해 "스테로이드는 악마의 약."이라거나 "스테로이드를 사용하면 여아를 출산한다." 같은 전혀 근거가 없는 내용들이 퍼져 나가기 시작하면서 거부감이 일파만파 커졌다고 합니다. 이후 스테로이드를 쓰지 않고도 나을 수 있다는 아토피 비즈니스 시장이 엄청나게 성장하게 됐지요.

지금 현재는 어떨까요? 스테로이드 용량과 사용 방법을 체계적으로 연구한 결과, 아토피 치료를 위한 효과적이고 안전한 제제로 스테로이드 외용제를 꼽고 있습니다. 스테로이드 외용제를 대체했던 많은 치료법들이 인정받은 경우는 없습니다. 환자 교육과 홍보, 의료진의 연구 활동 등을 통해 현재 일본은 스테로이드 포비아에서 벗어나고 있는 중이죠.

그럼 우리나라는 어떨까요? 인터넷 검색창에 '스테로이드'를 입력하면 효과보다는 부작용에 대한 내용이 훨씬 더 많이 나오고 있습니다. 그런 한편, 스테로이드제를 옹호하는 내용도 많습니다. 우리에게는 아직 스테로이드 포비아와 아토피 마케팅이 동시에 진행 중이라고 봐야겠네요.

다시 한 번 말하지만 스테로이드는 강력한 항염증, 항알레르기 효과로 아토피 피부염 등 알레르기 피부 염증 증상 치료에 가장 먼저 선택되는 약입니다. 가톨릭대학교 의과대학 김혜성, 조상현 등은 「아토피 피부염 치료」에서 "연화제와 함께 아토피 피부염의 증상을 치료하기 위해, 필요에 따라 국소 스테로이드제를 사용하는 것이 아토피 피부염 치료의 기본"이라며, "환자나 보호자는 스테로이드 부작용에 대한 불안과 잘못된 지식으로 용법보다 적게 사용하거나 아예 사용하지 않으려는 경향이 있는데, 이는 치료에 좋지 않은 영향을 준다."라고 지적했습니다. 또 "아직까지 국소 스테로이드제만큼 효과적으로 피부염을 완화시킬 수 있는 약제는 없다."라고 언급하기도 했어요.

스테로이드 외용제는 대부분 전문 의약품으로 의사 진료 후 사용해야 합니다. 일반 의약품으로 구입할 수 있는 스테로이드제는 가장 약한 등급으로 가벼운 홍반이나 알레르기, 염증 증상에 사용할 수 있죠. 등급에 맞지 않는 스테로이드 외용제 사용은 증상 완화에 도움이 되지 않고, 부작용만 유발할 가능성이 높습니다. 따라서 스테로이드 외용제를 사용할 때는 반드시 전문가와 상의해야 합니다.

스테로이드 사용 기간은 등급에 따라 다릅니다. 가장 강함 등급은 2주 이내, 강함 등급은 6~8주 이내, 중간~약함 등급은 8주 이내로 사용해야 합니다. 강함 등급은 손·발·두꺼운 피부에, 중간 등급은 손·발·부드러운 피부에, 약함 등급은 얼굴·목·사타구니·겨드랑이 등에 1일 2회 사용하도록 되어 있어요. 간혹 병원에서 스테로이드제를 두 가지 이상 처방해 줄 때가 있는데, 이것은 바르는 부위가 달라서 그렇습니다. 1일 2회 스테로이드를 적용하다 증상이 완화되면 격일

Q 스테로이드 외용제에도 강도 차이가 있나요?

A 스테로이드 외용제는 사용하는 성분과 제형에 따라 등급이 나뉘어 있습니다. 같은 성분이라도 연고가 등급이 높은 편이고 로션이 낮은 편입니다. 각 제제의 대략적인 스테로이드 등급은 아래 표와 같아요.

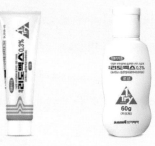

스테로이드 등급이 낮은 편에 속하는 리도멕스 연고와 로션

스테로이드 강도		상품명
가장 강함	처방	더모베이트연고, 더모베이트액, 네리소나연고, 베타베이트
강함	처방	에스파손연고
강함	일반	쎄레스톤지크림
중간	처방	베베크림, 에스파손겔, 큐티베이트, 아드반탄
다소	처방	유모베이트, 더마톱
약함	일반	히드로코티손, 락티케어HC, 하티손, 리도멕스, 푸란콜, 더마큐

스테로이드 외용제 사용은 의사 진료 후에 어떤 것을 사용할지 결정해야 합니다. 일본 후생성은 피부 발진 상태에 따라서 스테로이드 외용제 선택 가이드라인을 제시하고 있습니다. 다음 페이지를 참고하세요.

로 바르도록 합니다. 만약 안정기에 접어들면 일주일에 2회 정도 보습제와 함께 사용하면 됩니다. 만약 스테로이드 외용제를 끊어야 하는 상황이라면 바로 중단하기보다는 서서히 용량을 줄여 나가야 반동 현상을 막을 수 있습니다. 이런 용량 조절은 반드시 전문가와 상의하면서 결정해야 합니다.

스테로이드 외용제를 사용할 때는 전신으로 흡수되어 발생하는 부작용을 최소화하는 것이 중요합니다. 특히 영유아의 경우 흡수 면적이 넓기 때문에 사용량에 꼭 신경을 써야 합니다. 스테로이드 외용제를 바른 부위에 거즈나 반창고 등을 덮어 놓으면 흡수력이 과도해져 전신 증상으로 이어질 수 있으니 주의해야 합니다. 기저귀 발진 등에 스테로이드 외용제를 사용한 뒤 무심코 기저귀로 덮어 놓지 않도록

+ TIPS

스테로이드 외용제 선택 가이드라인

	피진의 중증도	스테로이드 등급
중증	고도의 종창·부종·침윤 내지 태선화를 수반하는 붉은 반점, 구진의 다발, 고도의 인비늘, 부스럼 딱지의 부착, 대상 포진, 미란, 다수의 소파흔, 결절성 양진 등	가장 강함~강함
중등증	중등도까지의 붉은 반점, 인비늘, 소수의 구진, 긁은 자국 등	강함~중간
경증	건조 및 경도의 붉은 반점, 인비늘 등	중간
경미	염증 증상에 부족한 건조 증상	스테로이드 미포함 외용제 선택

출처 『약사에게 필요한 질환별 약료 지식 II (문답식)』 (신일서적, 2019)

하세요.

　다음은 스테로이드 외용제 1회 사용량입니다. 그림으로 표시된 용량을 확인해 주시고, 부위와 나이에 따라 바르는 용량을 꼭 지켜 주셔야 합니다.

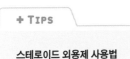

스테로이드 외용제 사용법

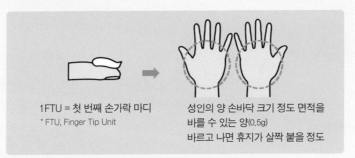

1FTU = 첫 번째 손가락 마디
* FTU, Finger Tip Unit

성인의 양 손바닥 크기 정도 면적을 바를 수 있는 양(0.5g)
바르고 나면 휴지가 살짝 붙을 정도

손바닥 두 장 면적에 해당하는 스테로이드 외용제 도포량

	성인	6~10세	3~5세	1~2세	3~6개월
얼굴, 목	2.5	2	1.5	1.5	1
가슴 / 등	7 / 7	3.5 / 5	3 / 3.5	2 / 3	1 / 1.5
팔	3	2.5	2	1.5	1
손	1	-	-	-	-
다리	6	4.5	3	2	1.5
발	2	-	-	-	-

부위에 따른 스테로이드 도포량

스테로이드 포비아는 어찌 보면 효과가 너무 좋은 약을 남용해서 발생한 문제가 아닐까 생각해 봅니다. 모든 약에는 다 부작용이 있을 수밖에 없어요. 부작용을 없애려면 결국 딱 맞는 곳에 올바른 용법으로 사용하는 것이 중요하죠. 스테로이드 외용제 역시 사용해야 할 곳에 딱 맞게 적용한다면 부작용을 최소화하면서 가장 좋은 효과를 나타낼 수 있을 것입니다. 알레르기와 염증 증상으로 인해 잠을 못 자고 긁어서 상처가 생겨 2차 감염으로 이어진다면, 스테로이드 외용제를 사용해서 생기는 부작용보다 더 큰 부작용이 나타날 수 있습니다. 입증되지 않은 치료법을 주장하는 사람들 이야기에는 귀 기울이지 마세요. 그것도 일종의 마케팅일 수 있습니다.

08

염색하기 전에
알레르기 예방약을 드신다고요?

손님 "약사님, 옻탈 때 먹는 약 좀 주세요."

약사 "안녕하세요. 어디 알레르기가 생기셨어요?"

손님 "아니, 내가 염색하려는데 염색만 하면 꼭 피부가 가렵고 빨갛게 덧나서요. 미용실에 이야기했더니 염색하기 전에 약국에 가서 옻타는 거 없애는 약을 먹고 오면 괜찮다고 하더라고요."

약사 "아…… 아직 접촉성 피부염이 나타나지 않았는데 예방용으로 드신다고요?"

손님 "그게 접촉성 피부염이에요?"

약사 "네, 대부분 많이 사용하는 염색약은 독한 성분이 많이 들어 있어요. 그게 두피를 자극해서 피부 염증이 나타나는 거예요. 약을 드시고 염색하기보다는 염색약을 바꿔야 할 것 같은데요? 미용실에 옻 안 타는 염색약으로 해 달라고 하세요."

손님 "에이, 그냥 알레르기약 먹고 염색하면 되는 거 아니에요?"

약사 "그렇게 생각하실 수 있겠지만, 사실 알레르기 완화제는 알레르기 증상을 잠깐 막고 있는 것이지 치료제는 아니에요. 가장 최선은 알레르기 원인을 피하는 것이니까요."

손님 "뭐, 알겠으니까…… 그냥 알레르기약 주세요."

멋져 보이고 싶은 욕구는 인간의 본능입니다. 특히 누구나 젊음과 아름다움을 유지하고 싶어 하죠. 어찌 보면 백발은 노년으로 가고 있다는 증거와 같아요. 솜털 같고 까맣던 신생아 머리카락은 나이가 먹으면서 푸석해지고 백발로 변하죠. 황제내경에 여성은 35세에 머리카락이 빠지기 시작해 42세에는 흰머리가 나며, 남성은 40세에 머리카락이 빠지고 48세에 흰머리가 나기 시작한다고 했는데 이는 양기가 쇠약해지기 때문이라고 했습니다. 윤기 있고 풍성하며 색이 아름다운 머리카락을 갖는 것은 젊음과 건강의 상징이니^{실제로는 유전적 요소도 크}^{게 작용}, 풍성한 머리카락과 윤기 있고 진한 색을 유지시켜 주는 탈모 방지 제품과 염색 관련 제품은 꾸준히 인기를 끌 수밖에 없을 것입니다. 2019 화장품산업 분석보고서에 따르면 2018년 두발 염모제 생산액만 따졌을 때 1,992억 원으로 화장품 유형별 분류 6위에 해당하는 실적을 보이고 있을 정도예요.

사람들은 머리카락 염색을 어떻게 생각할까요? 미용실을 방문한 성인 남녀 372명을 대상으로 설문 조사를 했습니다. '염색이 필요하다'가 '필요 없다'는 응답보다 전 연령층에서 높은 분포를 보였습니다. 염색을 하는 이유는 주로 새치나 흰머리를 염색하거나 멋내기 위함이며, 보통 2~3개월에 1회는 염색한다고 응답했어요. 염색이 필요하다고 느끼는 만큼 자주 한다는 것을 알 수 있죠. 염색약은 어떻게 머리색을 바꿔 줄까요?

우리가 흔히 사용하는 염색약은 화학 염모제입니다. 화학 염모제는 산화형 염모제와 식물성 염모제로 나누어 볼 수 있습니다. 산화형 염모제는 알칼리제, 염료, 산화방지제가 섞여 있는 1제와 과산화수소수인 2제로 구성되어 있습니다. 보통 1제와 2제를 섞어서 머리에 바르고 30분 정도 방치해 두면 염색됩니다. 원리는 알칼리제로 모발 외층을 열고 과산화수소수로 모발에 있는 멜라닌 색소를 감소시켜 탈색한 뒤 색을 띠는 화학 물질_{염료}을 침투시키는 것이죠. 문제는 바로 염색약 안에 들어 있는 염료가 두피에는 아주 안 좋은 영향을 끼칠 수 있다는 것입니다. 그뿐만 아니라 모발을 손상시키는 원인이 되기도 하죠. 실제 앞에서 언급한 설문 조사에서 조사 대상 절반 정도가 부작용을 경험했다고 말했으며, 두피가 건성이거나 복합성인 경우 부작용 경험이 더 많은 것으로 나타났습니다. 부작용 증상으로 가려움이 가장 많았지만 탈모, 두발 손상도 약 20%나 되었고 안구 통증, 시력 손상도 11%나 나타났습니다.

이런 증상은 바로 염색약 속에 염료와 중금속이 다수 포함되어 있기 때문에 발생합니다. 그중 가장 많은 문제가 되는 성분은 뛰어난 염색 효과 때문에 아직도 많이 사용하고 있는 파라페닐렌디아민_{PPD}입니다. 스웨덴에서는 화장품에 이 성분을 사용할 수 없으며, 뉴질랜드에서는 독성이라고 표시해야 하고, 스위스에서는 피부에 닿는 의류에는 사용할 수 없습니다. 하지만 우리나

파라페닐렌디아민 구조

라에서는 아직도 많은 염색약에 사용하고 있죠. 한 연구에 따르면 두피에 접촉한 염색약 성분은 두피를 통해 흡수되어 전신으로 확산될 수 있어 혈액 속 림프구 DNA를 손상시킬 수 있다고 합니다. 머리카락 염색 후 머리카락을 감을 때 흘러나온 PPD가 눈으로 들어가면 각막 세포를 손상시킬 수 있다는 실험 결과도 있습니다. 이것은 각막염을 일으킬 수도 있죠. 또 PPD에 접촉된 안구에 수정체 변화가 있음이 관찰되었는데, 그중 7%는 노안으로 진행되기도 했습니다. 지속적인 PPD 안구 노출은 백내장을 유발한다는 연구도 있습니다. 이외에도 피부 독성이 있고, 고농도에 노출되면 천식, 신장 기능 저하, 경련 등을 일으킬 수 있다고도 합니다. 이런 부작용 때문에 최근에는 독성이 덜한 황산 톨루엔-2,5-디아민을 대체해서 사용하는 제품도 늘어나고 있는 추세입니다. 하지만 이 성분 역시 피부염, 결막염, 다래끼 등을 유발할 수 있기 때문에 안심할 수는 없습니다.

　염색을 하는 사람 중에는 염색한 뒤 가려움증이나 발진 등이 생기는 증상을 호소하는 경우가 있습니다. 이런 현상을 두고 옻 올랐다고 표현하기도 하는데요. 아마 옻을 만지면 알레르기 접촉성 피부염이 일어난 것과 비슷하기 때문에 그리 표현하는 것 같습니다. 사실 염색 후 알레르기가 발생하는 것은 옻과는 전혀 상관없이 염료 성분 독성 때문에 발생하는 것입니다. 앞의 조사에서도 나왔듯 개인 두피 상태나 체질적 요소에 따라서 나타나는 경우가 다를 수 있습니다. 이런 현상은 단순 알레르기 증상이 아닌 접촉성 피부염이기 때문에 가려움증을 완화시켜 주는 항히스타민제만 복용해서는 자칫 위험할 수 있습니다. 가려움증은 완화되겠지만 피부 염증 등은 그대로 진행되면서 두피 습진이나 탈모 등으로 이어질 수 있다는 것을 기억해야 합니다.

어떤 염색약을 사용하고 난 뒤 알레르기 등 부작용이 발생했다면 그 성분을 정확하게 확인해야 합니다. 화장품법 개정으로 염색약은 전성분을 표시해야 하므로 성분표를 자세히 보면 알레르기를 유발한 원인 물질을 알아낼 수 있습니다. 염색을 하지 않는 것이 최선이겠지만 부득이하게 해야 한다면 해당 성분은 피하는 것이 좋습니다. 염료 성분 중 PPD가 가장 부작용이 심하기 때문에 되도록 피하는 것이 좋겠죠. 빠르게 염색된다고 광고하는 제품, 거품 타입의 염색약은 PPD가 들어 있을 가능성이 높습니다. 되도록 크림 타입의 염색약을 사용하세요. 만약 화학 염모제에 알레르기가 쉽게 유발되는 두피라면 식물성 염모제인 헤나를 사용하는 것도 좋은 방법입니다. 안타깝게도 헤나는 자극은 덜하지만 염색이 잘 안 되는 단점이 있습니다. 일부 불량업자들은 헤나를 강조하면서 PPD 등 화학적 염료를 몰래 넣기도 합니다. 한국소비자원 조사에 따르면 화학 성분 미첨가라고 광고한 헤나 제품 아홉 개 중 한 개에서 PPD가 검출되었다는 결과를 발표하기도 했어요. 헤나 제품이라고 해서 다 믿을 수 없다는 것도 기억해야겠네요.

염색약을 가장 안전하게 사용하는 방법은 사용 전 피부에 48시간 패치 테스트를 하는 것이죠. 하지만 실제로 염색약을 2일 전에 미리 바르고 안전 여부를 확인한 뒤 염색을 진행하는 경우는 거의 없을 것입니다. 이 때문에 염색하고 알레르기 증상이 나타났다면 제품과 성분을 확인한 뒤 다음에는 사용하지 않는 것이 가장 좋습니다. 가려움증과 발진이 유발되는 것은 가벼운 알레르기가 아니라 피부 독성이 나타나고 있는 것일 수도 있어요. 항히스타민제를 미리 먹는다고 독성까지 없어지는 것은 아니거든요. 염색할 때 가려움증이 생겼다면 병원을 방문해서 두피 상태를 꼭 확인해 주세요. 그리고 다음번 염색할 때는 해당 제품을 피해 주시고요. 미리 예방한다고 항히스타민제는 복용하지 말아 주세요.

4장

약을 먹었더니
여기저기 아파요

근골격계 관련 증상

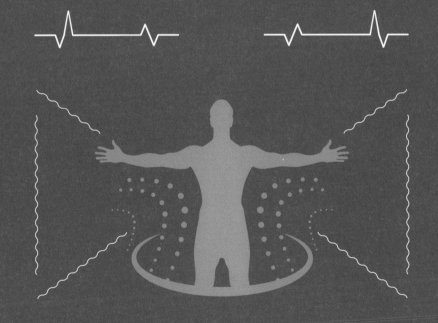

항생제를 먹었는데
발뒤꿈치가 아파요

손님   약사님, 병원에 가려고 했는데 시간이 늦었네요. 관절이 아파서
      그런데 약 좀 살 수 있을까요?

약사   이유미 님, 안녕하세요. 그런데 어제 방광염으로 약을 처방받지
      않으셨어요?

손님   맞아요. 그런데 웬일인지 발목하고 발뒤꿈치가 아파서요. 나이
      먹어서 그런지 여기저기 안 아픈 데가 없네요. 정형외과 가려고
      했는데, 시간이 늦어 버렸어요.

약사   잠시만요. 처방 내역 좀 살펴볼게요. 어제 약에 분명 진통제가
      있었던 거 같거든요.

      이런 경우에는 환자의 처방 내역을 검토해야 합니다. 이유미 님
      차트를 보니 역시 방광염으로 진통제를 처방받은 기록이 있었습
      니다.

약사   아, 혹시 발목하고 발뒤꿈치 통증이 약 드시고부터 시작되었나요?

| 손님 | 맞아요. 약을 먹고 방광염 증상은 좀 덜해졌는데, 갑자기 발목이 아픈 거예요. 저는 무리해서 그런가 보다 생각했는데요…….

| 약사 | 전에 타리비드정을 드셔 보신 적이 있으세요?

| 손님 | 아니요, 이번이 처음이에요.

| 약사 | 그렇다면 지금 관절 통증은 항생제로 처방받은 타리비드정 때문일 수 있습니다. 약을 중단하시고 내일 병원에 가셔서 의사 선생님하고 상의하셔야 될 것 같아요.

타리비드정은 2세대 플로르퀴놀론계인 오플록사신 성분의 항생제입니다.

플로르퀴놀론계는 인공 화합물 항생제로 베타락탐계^{대표 성분 페니실린}와 마크로라이드계^{대표 성분 클래리트로마이신}와 함께 3대 항생제에 속합니다. 1962년 처음 발견되었을 당시 퀴놀론계 항생제는 항균 범위가 좁고 효능이 좋지 않아 비뇨기 감염에 제한적으로 사용되다가 1970년대 불소^F를 도입해 단점을 개선한 2세대 퀴놀론계, 즉 플로르퀴놀론계가 개발되면서 광범위하게 사용되고 있습니다.

플로르퀴놀론계 항생제는 균의 핵산 합성을 저해해 분열, 증식을 불가능하게 해서 살균 효과를 보입니다. 체내 다양한 부위로 이동할 수 있고, 항균력도 좋기 때문에 많이 사용되는 것이죠. 문제는 퀴놀론계 항생제가 내성이 빠르게 생긴다는 데 있습니다. 충북대학교 병원 응급실에 요로 감염으로 방문한 환자 685명을 대상으로 조사했더니, 25.5%인 175명이 퀴놀론계 항생제에 내성을 보였다는 연구가 있을 정도로 퀴놀론계 항생제 내성 관련 환자 수가 많습니다. 이것은 병원 진료뿐 아니라 항생제에 오염된 축산물을 먹는 것에서도 문제가 될 수 있는데, 2009년 『한국 식품 학회지』에 수록된 「식품 중 플로르퀴놀론계 항생제의 분석」에 보면 분석한 닭 사례 143건 중 12건에서 플로르퀴놀론계 항생제가 검출된 것으로 나와 항생제 노출이 반드시 의약품에서만 이루어지는 것은 아님을 알 수 있지요. 이런 문제 때문에 정부는 가축을 사육할 때 퀴놀론계 항생제를 사용하는 것을 엄격하게 제한하고 있습니다.

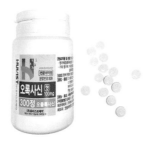

플로르퀴놀론계 오플록사신 성분의 항생제

내성도 문제이지만 부작용도 문제입니다. 사례에 나온 환자가 느꼈던 관절 통증은 퀴놀론계 항생제의 대표적인 부작용 중 하나입니다. 하지만 잘 알려져 있지 않아 모르시는 분들이 많아요. 관절 통증이 일어나는 이유는 인대와 관절의 손상을 유발하기 때문입니다. 퀴놀론계 항생제가 어떻게 손상을 유발하는지는 아직 정확히 알려져 있지는 않습니다. 다만, 전신에 고루 분포되는 퀴놀론계 항생제가 체내 결합 조직과 친화력이 강하기 때문에 나타나는 것으로 추측하고 있을 뿐이죠. 특히 60세 이상의 노인이나 관절염, 통풍 등 관절 질환을 앓고 있는 사람은 관절, 인대 손상 발생 빈도수가 높게 나타나기 때문에 주의해야 합니다. 문제는 관절, 인대 손상이 영구 장애를 유발할 수 있다는 것입니다.

2016년 전북대학교 지역 의약품 안전 센터 소식지에는 미국 식품 의약국이 이런 위험을 경고하기 위해 플로르퀴놀론계 항균제 사용 제한을 더욱 강화하는 '제품 라벨 안전성 관련 표기 내용 변경'을 승인 했다는 글이 실려 있습니다. 내용을 살펴보면 다음과 같습니다.

"플로르퀴놀론계 항균제는 각종 중증 세균 감염증에 효과적이지만, 안전성 검토 결과 경구용과 주사제 모두 힘줄, 근육, 관절, 신경 및 중추 신경계 등에 영구 장애를 수반하는 부작용을 일으킬 가능성을 배제할 수 없으므로 다른 치료 대안이 없는 환자에 대해서만 제한적으로 사용해야 한다."

또 퀴놀론계 항생제는 근육 독성이 있어 근육을 약화시킬 수 있다고도 합니다. 특히 중증 근무력증 환자가 복용하는 경우 증상을 더욱 악화시켜 사망에 이르게 할 수 있으므로 신중하게 투여해야 합니다. 이처럼 퀴놀론계 항생제는 근육과 관절에 문제를 발생시킬 수 있습니다. 따라서 약 복용 후 인대, 발뒤꿈치, 아킬레스건 부위 통증, 바늘로 찌르는 듯한 느낌, 팔과 다리의 마비, 근력 약화와 같은 증상이 나타나면 바로 약 복용을 중단하고 의사, 약사에게 알려 대처해야 합니다.

또 경구 퀴놀론계 항생제를 18세 미만에 투여하는 것은 금하고 있습니다. 18세 이하 성장기 연령층의 경우 연골 형성 장애가 올 수 있기 때문이지요. 하지만 외용제의 경우에는 처방이 가능합니다.

한편, 안약을 넣을 때도 주의를 기울여야 합니다. 퀴노비드 점안액이나 타리비드 점안액은 플로르퀴놀론계의 대표적인 안약으로, 눈에 점안했을 때 누관을 타고 입으로 이동해 부지불식간에 복용하는 경우가 생겨 전신 부작용이 나타날 수 있습니다. 이런 부작용을 없애려면, 안약을 점안하고 눈 안쪽 부분인 누점을 1분간 집게손가락으로 꾹 눌러 주면 됩니다. 간단한 조치로 심각한 부작용을 예방할 수 있으니 꼭 기억해 주세요.

+ QUESTION & ANSWER

Q 퀴놀론계 항생제를 복용할 때 주의할 사항에 대해 알려 주세요.

A

1. 자외선을 강하게 쪼이면 피부 과민 반응이 나타날 수 있으니, 약 복용 기간 동안 자외선 차단제를 꼭 바릅니다.

2. 극히 드물지만 대동맥류 또는 대동맥 박리가 발생할 수 있습니다. 약 복용 후 복부나 가슴에 심한 통증이 유발되는 경우 복용을 중단합니다.

3. 신경 독성이 있으므로 복용 후 환각이나 불면, 저린 느낌, 감각 이상 증상 등이 나타나면 복용을 중단합니다.

4. 퀴놀론계 항생제는 카페인, 와파린 대사를 억제해서 체내 농도를 증가시킬 수 있습니다. 카페인에 예민한 경우 복용을 줄이거나 피합니다.

5. 퀴놀론계 항생제는 마그네슘이나 알루미늄 성분이 들어 있는 제산제 또는 칼슘·아연·철분과 같은 미네랄 성분이 든 약과 함께 복용하면 흡수가 저하될 수 있습니다. 제산제와 영양제 등은 항생제와 1~2시간 정도 간격을 두고 복용합니다.

6. 펜부펜, 플루르비프로펜과 같은 페닐 초산계 또는 프로피온산계 비스테로이드 소염제 및 테오필린을 퀴놀론계 항생제와 동시에 복용하면 경련을 유발할 수 있습니다.

고지혈증약을 먹으면
뼈가 삭는다고요?

손님 약사님, 뭐 하나만 물어볼라고.

김정남 님은 50대 남성입니다. 중년 남성이 대부분 그렇듯 배가 어느 정도 나왔고 흔히 말하는 나잇살도 있지요. 술은 일주일에 두세 차례 마시는데 주량은 소주 2병 정도이며, 담배는 끊으려고 노력 중이라고 하는데 생각보다 어렵다고 몇 차례 상담을 하기도 했습니다. 얼마 전 받은 건강 검진에서는 대사 증후군 위험 판정과 함께 혈관 경화 위험 경고도 받았어요. 재검 이후 이상 지질 증후군 판정을 받아 조코정 20mg을 처방받고 복용 중입니다.

약사 네, 어떤 게 궁금하세요?

손님 얼마 전에 신문에서 보았는데, 콜레스테롤 저하약을 먹으면 골다공증에 걸린다고 하더라고. 그게 진짜야?

김정남 님은 신문 기사에 나온 의약 정보를 보신 듯했습니다.

약사	저도 그 뉴스 보았는데요. 실제 논문을 찾아보니, 나이와 용량에 따라 다르더라고요. 고함량은 문제가 될 수 있지만, 저함량 복용은 오히려 골다공증을 예방한다고 하네요.
손님	그래? 그럼 나는 고함량이야?
약사	저함량이죠. 그러니 크게 걱정하지 마세요.
손님	인터넷에 보니까 내가 먹는 약이 심장에도 안 좋고, 근육이 녹기도 한다던데, 이런 위험한 약을 꼭 먹어야 돼?
약사	그게 다 그런 건 아니거든요. 지금 대사 증후군, 동맥 경화 위험성이 높은데 꼭 드셔야죠. 인터넷에 나온 정보가 모든 사람들에게 적용되는 것도 아니고 다 맞는 것도 아니에요.
손님	뭐, 약사님 믿고 먹기는 하는데, 뭔가 꺼림칙한데…….

설명을 해 드렸음에도 김정남 님 표정이 별로 좋지는 않습니다. 뉴스 때문에 임의로 약을 중단하시지는 않을까 걱정이네요. 차트에 적어 놓고 오실 때마다 복용 상황을 체크해 봐야겠습니다.

고지혈증이란 혈액 안에 지질脂質이 많다는 뜻이죠. 지질 대사에 문제가 있어 이상 지질 혈증으로도 불립니다. 지질은 모든 조직에 필요한 필수 영양소이지만, 혈액에 섞이지 않으므로 그냥 다닐 수 없습니다. 그래서 혈액 안에는 지질을 이동시켜 주는 단백질이 존재합니다. 이 단백질이 지질과 결합한 복합체를 지단백이라고 불러요. 지단백에는 중성 지방과 콜레스테롤이 들어 있어요. 혈액 검사에서 나오는 HDL, LDL 등은 지질 대사를 대표하는 지단백을 말합니다. 이들 외에도 VLDL, IDL 등이 있는데, 혈중 지질은 소장에서 직접 흡수되거나 간에서 합성되어 공급됩니다.

간혹 고지혈증 환자들 중에는 "나는 기름진 것은 일체 먹지 않고 밥만 먹는데, 왜 고지혈증이 왔는지 모르겠다."라며 억울해 하는 경우가 있습니다. 기름진 것을 많이 먹지 않는다 하더라도 탄수화물을 과도하게 섭취한다면, 소비되지 않은 글루코오스가 남을 수 있어요. 간에서는 남은 일부를 글리코겐으로 저장해 놓지만, 그래도 남는다면 지질로 변화시켜 지방 세포에 저장해 놓게 됩니다. 즉, 살이 찌는 것이죠. 이 과정에 문제가 생기거나 지질이 너무 많이 생기면 지방간이 됩니다.

글루코오스로 만들어지는 지질은 중성 지방과 콜레스테롤입니다. 중성 지방은 해당 조직으로 보내져 에너지원, 세포막 구성 성분으로 사용되며 남는 것은 저장이 됩니다. 오명을 안고 있기는 하지만 콜레스테롤은 생명 유지에 반드시 필요합니다. 콜레스테롤은 세포막 기능을 유지하는 데 필수고, 비타민D나 각종 호르몬을 만드는 원료로도 사용되지요. 문제는 콜레스테롤이 에너지로 소모되지 않아 쌓일 수 있다는 것입니다. 특히 혈전 생성 등에 영향을 미치므로 혈관 건강과 직결되어요. 콜레스테롤 배출은 간 대사 후 담즙을 통하는 것밖에 없기 때문에 혈중 농도를 낮게 유지하는 것이 무엇보다 중요합니다. 앞서 살펴보았듯 콜레스테롤은 음식으로 흡수되는 것 외에 간 등에서 합성됩니다. 고지혈증 환자는 많은 양의 콜레스테롤을 섭취하지 않도록 하는 것과 동시에 콜레스테롤 합성을 차단하는 것이 가장 효과적인 방법입니다.

Q **콜레스테롤 저하약은 어떻게 작용하나요?**

A 콜레스테롤 저하약 부작용을 이해하기 위해서는 콜레스테롤 합성 경로를 살피고 넘어가야 합니다. 대표적인 고지혈증 치료제인 스타틴계 약물은 HMG-CoA 환원 효소를 저해해 콜레스테롤 합성을 막습니다.

글루코오스 → ···· → HMG-CoA → 메발론산 → 파네실 피로포스페이트 → 콜레스테롤
　　　　　　　스타틴계 약물 작용 기점　　　　　　　　　　　↓
　　　　　　　　　　　　　　　　돌리콜, 유비퀴논 코엔자임Q10 합성

　　스타틴계 고지혈증 치료제 효능은 아주 뛰어납니다. 문제는 약을 먹은 후 생기는 부작용에 있습니다. 흔히 나타나는 것이 바로 근육 병증입니다. 근육 병증은 스타틴계 약물 복용 환자의 5~10% 정도에서 나타난다고 하니 발생률이 높다고 볼 수 있습니다. 주로 근육통이나 경련, 무력감이 주 증상이지만 심한 경우 근육 괴사가 일어나는 횡문근 융해증이 나타날 수 있습니다.

Q **스타틴계 고지혈증 치료제의 부작용인 근육 병증은 왜 일어날까요?**

A 그 원인은 아직 뚜렷하게 밝혀지지 않았습니다만, 다음 세 가지 원인으로 발병되는 것이 아닌가 추측하고 있습니다.

- 세포막의 필수 성분인 콜레스테롤 저하로 인한 것
- 메발론산 합성이 억제되어 세포 사멸이 유도되는 것
- 코엔자임Q10 합성 억제로 인한 것

고지혈증 저하약을 드시고 원인 모를 근육 통증이나 근무력증이 나타난다면 바로 약을 중단하고 병원 또는 약국에 문의하셔야 합니다. 가벼운 근육 병증은 회복이 어렵지 않습니다만, 근육 괴사가 일어나는 횡문근 융해증은 매우 위험합니다. 횡문근 융해증의 문제점은 급성 신부전증이나 급성 세뇨관 괴사를 일으켜 생명에 위협을 줄 수 있기 때문입니다.

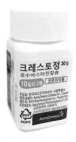

스타틴계 대표 약물 로수바스타틴칼슘 크레스토정

하지만 스타틴계 약물을 복용하는 모든 사람에게서 횡문근 융해증이 나타나는 것은 아닙니다. 영국의 한 연구에 따르면 심바스타틴 80mg 고용량 복용 환자의 경우 횡문근 융해증이 보고되었지만 20mg 저용량 복용 환자에게서는 이런 증상이 보고되지 않았다고 합니다. 고농도의 스타틴계 복용이 아니라면 횡문근 융해증이 두려워 약을 기피할 이유는 없다는 것이죠. 한 메타 분석에 의하면 코엔자임 Q10을 1일 100~600mg 복용하면 근육 병증으로 인한 증상을 개선해 준다고 합니다. 코엔자임Q10의 보충은 근육 병증을 일으키는 원인 중 하나인 코엔자임Q10 합성 저해를 개선하기 때문입니다. 만약 스타틴계 약물을 복용 중이라면 근육 병증 예방을 위해 고함량 코엔자임Q10 복용을 고려해 보세요.

다음은 주의할 약물입니다. 이 약물을 스타틴계와 함께 복용하면 근육 병증이 증가할 수 있으니 반드시 의사, 약사와 상의해 주세요.

+ DRUG INFORMATION

스타틴계와 함께 복용할 경우 근육 병증이 증가할 수 있는 약물

항생제	마크로라이드계 클래리트로마이신, 에리스로마이신 등
항진균제	아졸계 클로트리마졸, 이트라코나졸, 플루코나졸, 케토코나졸 등
혈압약	딜티아젬, 베라파밀 등
기타	아미오다론, 시클로스포린, 타목시펜 등

최근 나온 소식은 스타틴계 약물이 골다공증을 일으킬 수 있다는 것입니다. 그 원인은 콜레스테롤 합성이 줄어 에스트로겐 호르몬이 저하된 것으로 보고 있습니다. 하지만 저용량을 복용했을 때는 오히려 골다공증 위험도가 감소한 것으로 나타났습니다. 심바스타틴과 로수바스타틴의 경우 20mg 이하, 아토르바스타틴의 경우 10mg 이하 복용했을 때 골다공증 위험도가 감소했고, 그보다 높은 단위 용량을 복용했을 때만 유병률이 증가했습니다. 결론적으로 스타틴계 약물을 고용량으로 복용하거나 폐경기 등으로 여성 호르몬 농도가 준 환자가 약물을 복용하는 경우를 제외하고는 골다공증 걱정은 크게 안 해도 된다는 것이죠. 스타틴계 고지혈증 치료약은 혈중 지질 저하에 아주 효과가 좋은 약입니다.

하지만 인터넷 공간에서는 이 약을 복용하면 근육이 다 망가지고 심장 질환 등이 생긴다며 독약처럼 표현하고 있는 경우가 많습니다. 실제로 그럴까요? 물론 부작용이 없는 약은 없겠지만, 현대 의학 시스템은 다단계 임상 실험을 통해 효능과 부작용을 엄밀히 검증하기 때문에 인터넷에 떠도는 것과 같은 약물이 출시되는 것은 사실상 불가능합니다. 동물 실험 등에서는 효과가 있는 것으로 판단되는 약물이 실제 임상 실험 단계에서는 탈락하는 사례가 얼마나 많은지 모릅니다. 임상 전에는 효능을 인정받지만 막상 임상에 돌입하면 실제 약으로 개발되는 것은 10%가 채 안 돼요. 따라서 지금 출시되어 치료제로 사용되는 약들은 그만큼 안전성이 있다는 것이죠.

부작용만 놓고 보면 무섭지 않은 약이 없습니다. 그래서 의사, 약사와 같은 전문가가 필요한 것이겠지요. 약을 무조건적으로 신뢰하는 것도 문제이지만, 객관적 근거 없이 떠도는 헛소문에 공포감을 갖는 것도 문제입니다. 한편, 의약 정보를 취급하는 언론들도 자극적인 제목으로 일반인들을 현혹하지 않도록 해야 합니다. 특히 해외 기사를 인용할 때 그런 사례가 많은 것 같습니다. 많은 사람들이 앞뒤 사정을 정확히 파악하지 못한 채 제목만 보고 내용을 판단하는 경우도 있다는 점, 그로 인해 오해가 많이 생길 수 있다는 점을 언론들도 기억해 주길 바랍니다.

※ 스타틴계 고지혈증약에 대해서는 '콜레스테롤 저하제를 복용하면 당뇨병이 생길 수 있다고요?(206페이지)' 편을 함께 참고하십시오.

원인 모를 근육통이
골다공증약 때문이라니

김난희 님은 54세 여성으로 폐경이 오면서 컨디션 조절이 어려웠습니다. 병원을 다니면서 폐경 여성 호르몬 요법HRT, Hormone Replacement Therapy를 받아 안면 홍조와 불안증은 많이 호전되었지요. 하지만 얼마 전 받은 건강 검진 골밀도 검사 결과 골밀도 검사 수치T-score가 -2.6이 나오면서 골다공증 판정을 받았습니다. 이후 골다공증약을 복용하기 시작한 김난희 님. 원인 모를 불편한 증상이 느껴져 약국으로 전화를 하게 되었습니다.

손님 여보세요, 약국이죠?

약사 네, 감사합니다. 밝은미소약국입니다.

손님 뭐 하나 물어보려고요. 제가 얼마 전부터 골다공증약을 먹기 시작했는데요. 이거 먹으면 혹시 몸이 아플 수 있나요?

약사 평소 운동이나 일을 무리하게 하거나, 스트레스를 받지 않으셨는데도 갑자기 그러시나요?

손님 글쎄, 잘 몰랐는데 등쪽 근육이 계속 아파서요. 특별히 뭐 한 것도 없는데 말이죠.

약사   그래요? 감기 기운이 있는 건 아니시죠?

손님   그건 아닌 거 같아요. 사실 잘 모르겠어요.

약사   그렇다면 골다공증약 때문에 그럴 수도 있어요. 자주는 아니지만 독감과 비슷한 발열, 통증이 나타나기도 하거든요. 상황에 따라 소염 진통제를 복용하실 수 있고요. 일정 적응 기간이 지났는데도 계속 통증이 있다면 병원에 방문하셔서 약을 바꾸셔야 할 수도 있습니다.

손님   그렇군요. 참지 말고 진통제를 복용해야겠네요. 일단 병원에도 연락해 볼게요.

　　2015년,『대한 간호 학회지』에 의미 있는 연구 결과가 발표되었습니다. 2008~2011년 국민 건강 영양 조사 자료를 기초로 해서 골다공증 유병률과 인지율을 검토했어요. 연구에 따르면 50대 이상 남성 유병률은 7%, 여성은 40.1%로 나타났습니다. 이 수치는 남성의 경우 미국보다는 2배 정도 높은 수치고 중국과는 유사한 수준입니다.

　　그런데 여성의 경우는 일본보다 약간 높은 수준이지만 미국과 비교하면 무려 4배입니다. 골다공증 인지율도 문제입니다. 남성은 7.6%, 여성은 38%만이 골다공증을 인지하고 있었습니다.

　　한편, 치료를 받는 비율 역시 낮아서 남성 5.7%, 여성 22.8%로 나타났습니다.『대한 골대 사학회』에 따르면 골다공증 치료 중단율도 높다고 합니다. 골다공증 약물 치료 시작 후 1년 안에 66% 정도가 중단한다고 하네요. 종합해 보면 골다공증은 많이 걸리는데, 인지율은 낮고 치료를 받는 환자도 적은데다 받는다고 해도 중단율이 높다는 것입니다.

뼈는 마치 건물 골조와 같아서 인체 형태를 유지하게 해 줍니다. 뼈는 단단하게 굳어 있는 듯 보이지만, 살아 있는 조직입니다. 골세포가 오래되면 제거되어야^{골흡수} 하고, 제거된 곳에는 새로운 골세포가 형성되어야^{골형성} 합니다. 이 밸런스가 깨져 골 흡수가 많아지면 뼈가 빈 곳이 생기게 되는데, 이런 현상을 바로 골다공증이라고 합니다. 골다공증을 건물에 비유하자면, 정밀 안전 진단을 했는데 붕괴 위험 판정을 받은 상태라고 할 수 있습니다. 특히 골조 구조는 눈에 보이지 않아 위험성을 쉽게 인지할 수 없다는 것이 문제점이죠.

앞의 연구에서도 나왔듯이, 남성의 인지율은 고작 7.6%밖에 안 됩니다. 여성의 경우 갱년기 이후 골다공증을 진단받는 경우가 많아 그나마 인지율이 올라갑니다만, 그래도 역시 38% 정도에 불과한 수준이에요. 골다공증이 무서운 것은 뼈가 쉽게 부러진다는 것입니다. 골 형성이 잘 안 되기 때문에 부러진 뼈가 다시 붙기 어려워요. 특히 대퇴골, 고관절, 척추 등 활동에 직접적인 영향을 미치는 부분의 골절은 사망 위험을 높이기 때문에 아주 위험합니다. 고관절 골절은 환자 6명 중 1명이 1년 내 사망할 수 있을 정도로 치명적입니다.

골다공증 판정을 받게 되면 골다공증 치료제를 복용하게 됩니다. 대표적인 경구제인 포사맥스^{한국MSD}는 골 흡수를 억제하는 약입니다. 같은 경구제인 에비스타^{알보젠코리아} 역시 에스트로겐 작용을 도와 뼈의 질을 개선합니다. 이외에도 포스테오^{한국릴리}가 있는데 뼈 형성을 도와주는 주사제로 널리 사용되고 있습니다.

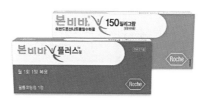

대표적인 골다공증 치료제 본비바

포사맥스는 1995년 미국 식품 의약국에서 골다공증 치료제로 승인받은 이후 가장 많이 사용되고 있는 약입니다. 한 연구에 따르면 포사맥스를 10년 이상 장기간 복용 시 고관절 골절이 30%까지 감소했다고 하며, 기존 척추 골절이 있었던 환자에게 3년간 투여 시 45%, 척추 골절이 없었던 환자의 경우에는 48% 감소했다고 합니다. 특히 골밀도 T 수치가 -2.5 이하인 경우 비척추 골절 위험이 절반 정도로 감소한 것으로 나타났습니다.

+ QUESTION & ANSWER

Q 골밀도 검사를 받고 나면 다양한 수치가 나오는데, 어떤 의미인지 알기 어렵습니다.

A 골밀도 검사 수치에 대해 간단하게 알려 드릴게요.

• 표준 검사법 이중 에너지 엑스레이 흡수 계측법 DXA, Dual energy X-ray Absorptiometry
• 방법 요추와 대퇴골 골밀도를 측정해 가장 낮은 수치로 골다공증을 진단함
• 측정 결과

T≤-2.5	청년 성인 평균치 70% 미만, 골다공증
-2.5 < T	청년 성인 평균치 70~80% 골감소증
-1≤T	청년 성인 평균치 80% 이상 정상

* T는 검사 후 자신이 받은 수치

이렇게 효과가 확실히 나타나는 알렌드로네이트(이후 비스포스포네이트)도 주의해야 할 것이 있으니 바로 복용법과 부작용입니다.

비스포스포네이트는 원래 흡수율이 낮은데, 음식을 먹을 경우 흡수가 더 어려워지므로 공복에 복용해야 합니다. 미네랄 함유가 많은 우유 등 유제품으로 약을 복용하면 안 됩니다. 탄산수와 보리차 역시 피해야 합니다. 칼슘, 철분, 마그네슘 등 미네랄 성분이 든 영양제나 제산제 등도 약물 흡수를 방해하므로 1시간 이상 간격을 두고 복용해야 합니다.

가장 흔히 알려져 있는 부작용은 식도 궤양 유발입니다. 약이 식도 점막에 붙으면 식도염을 일으킬 수 있으므로 200mL 이상 충분한 물로 복용하고, 복용 후 1시간은 눕거나 엎드리지 않아야 합니다. 이유는 속 쓰림 같은 잘 알려진 위장 장애 부작용을 방지하기 위해서죠. 삼키는 것이 어렵거나 위장 장애를 심하게 호소하는 환자의 경우에는 주사제 투여도 고려해 볼 수 있습니다.

장기간 사용 시 나타나는 부작용은 턱뼈 괴사, 대퇴 골절 등이 있습니다. 턱뼈 괴사는 약을 복용하는 모든 사람에게 나타나는 것은 아닙니다. 경구용 비스포스포네이트 투여 환자에서 턱뼈 괴사가 발생할 확률은 1.04~69명/100,000환자-년[patient-years], 주사제 투여 환자에서 발생할 확률은 0~90명/100,000환자-년입니다. 비스포스포네이트의 경우 대개 투약 기간 4년을 기점으로 발병이 갑자기 증가한다는 보고가 있습니다.

턱뼈 괴사는 치과 치료를 받을 때 중요한 검토 요인입니다. 만약 골다공증약을 복용한 지 4년 이하라면 치과 치료를 받아도 상관없지만, 그 이상 경과했거나 흡연, 음주, 스테로이드 약물 복용 등 위험 인자를 갖고 있다면 치료 2~3개월 전부터 약을 중단하는 것이 좋습니다.

대퇴 골절 역시 발생 빈도는 낮습니다. 하지만 위험도는 무시할 수 없겠죠. 4년 이상 장기간 복용 중 원인 모를 허벅지 통증이 느껴진다면 반드시 전문의와 상의하셔야 합니다. 또 잘 알려지지 않은 비스포스포네이트 부작용 중 하나는 바로 근육 통증입니다. 경우에 따라서 열이 나기도 해서 마치 독감이나 감기로 오해하기도 해요. 이는 비스포스포네이트 급성 반응입니다.

사례 속 김난희 님도 이와 같은 경우였지요. 근로 복지 공단 대구 병원 진료 부원장 김영범은 〈헬스경향〉에 기고한 칼럼에서 이와 같은 증상은 10명 중 1~3명 정도 발생한다고 했습니다. 꽤 높은 수치이지요. 경구 제제를 처음 복용하는 경우나 농도가 높은 주사제를 투여하는 경우 나타나기 쉽다고 합니다. 보통은 수일 정도 적응하는 기간이 지나면 회복됩니다. 증상이 있다면 진통제나 항히스타민제를 복용해 완화시킬 수 있지요. 하지만 약물을 복용하는 중 지속적으로 통증이 나타난다면 반드시 진료 의사와 상의해서 약물 변경 등을 의논해야 합니다.

서두에서 말씀드렸듯 우리나라는 골다공증 발병률에 비해 인지율과 치료율은 저조한 수준입니다. 더군다나 치료 중단율도 높지요. 골다공증 치료제는 다양하게 나와 있기 때문에 환자 상황에 맞춰 꾸준하게 치료하는 것이 굉장히 중요합니다. 비스포스포네이트는 오랜 기간 사용되어 온 만큼 부작용도 많이 밝혀져 있습니다. 하지만 부작용은 예측할 수만 있다면 예방이 가능합니다. 골다공증은 골절로 인한 사망률을 높이는 만큼, 약물 부작용을 우려해 임의로 치료를 중단하지 마세요. 전문의와 상의해 가면서 꾸준하게 치료를 받는 것이 중요합니다.

약을 복용하는 것만큼 중요한 것은 생활 요법입니다. 골다공증약을 복용한다 하더라도 생활 요법을 지키지 않으면 골다공증 개선이 쉽지 않습니다. 일상에서 할 수 있는 생활 요법을 알려 드릴 테니 잘 실천해 보세요.

+ TIPS

골다공증 예방을 위한 생활 요법

- 칼슘, 마그네슘, 비타민D, 비타민K, 비타민B군, 비타민A, 오메가3, 단백질을 섭취합니다.
- 탄산음료, 카페인, 음주, 흡연은 피합니다.
- 유산소 운동과 근력 운동을 지속적으로 합니다.

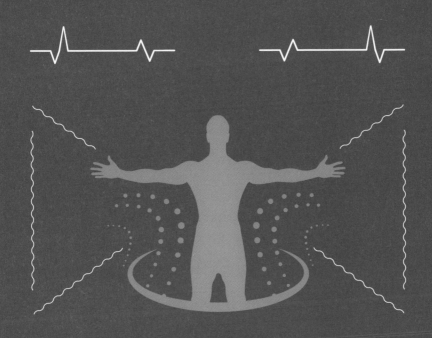

5장

약을 먹었더니
가슴이 두근거려요

심혈관·대사 관련 증상

진통제 먹고 부었는데
살 되는 거 아니에요?

손님　약사님, 제가 허리가 아파서 정형외과 약을 먹고 있잖아요. 그 뒤로 살이 찌는 것 같아요.

김은경 님은 지난주 바닥에 떨어진 물건을 줍다가 허리를 삐끗하셨어요. 이후 통증이 갈수록 심해져 정형외과 진료를 받으셨죠. 물리 치료와 함께 소염 진통제인 록스펜정 록소프로펜나트륨수산화물, 근육 이완제인 에페신정 에페리손염산염, 궤양 치료제인 개스포린 비스무트시트르산염칼륨·라니티딘염산염 복합제을 처방받아 복용 중입니다.

약사　김은경 님, 약에는 특별히 살찌는 성분은 없는데요? 혹시 붓는 거 아니에요?

손님　아, 그런가? 그러고 보니 오전에는 얼굴이 좀 푸석하고, 오후에는 다리 쪽이 붓는 듯하네요.

약사　소변 색이 진해지고 양이 줄거나 허리나 옆구리 통증, 열이 나지는 않았나요?

손님	생각해 보니 소변 횟수는 좀 줄었네요. 특별히 색이 많이 진해지지는 않았고 열과 통증은 없어요.
약사	그렇다면 크게 걱정하지 않으셔도 될 것 같아요.
손님	약 먹고 부으면 그대로 살이 된다던데…….
약사	그렇지 않아요.

많은 사람들이 약 먹고 부으면 그대로 살이 된다는 속설을 믿고 있지만 사실과 다릅니다. 소변 횟수 등이 줄어 몸에서 수분이 덜 빠져나가서 붓는 것입니다.

약사	너무 걱정하지 마세요. 단, 소변이 나오지 않으면서 너무 붓거나 어지러우면 지체 없이 약을 중단하고 병원에 가셔야 합니다. 허리나 옆구리 통증, 발열 등 증상이 있어도 마찬가지고요.
손님	네, 알겠습니다.

비스테로이드성 소염 진통제^{NSAIDs}는 전 세계적으로 많이 사용되는 의약품 중 하나입니다. 2017년, 국내 소염 진통제 시장 규모가 4,000억 원 정도라고 하니 국내에서도 많이 복용하고 있음을 알수 있죠. 많이 먹다 보니 부작용 사례도 다수 보고가 되고 있는데, 2017년 부작용 보고 건수 1위가 바로 소염 진통제입니다.

소염 진통제의 흔한 부작용으로는 위장 기능 저하와 점막 손상, 출혈 등을 들 수 있습니다. 소염 진통제가 위장관 벽을 직접 자극해서 생기는 메스꺼움, 더부룩함, 복통뿐 아니라 지속적으로 복용할 때 프로스타글란딘위 점막을 보호하는 성분을 만드는 역할 합성을 억제해 위장벽을 약화시키고 심하면 출혈이나 천공을 유발하기도 하죠. 당연히 장 점막도 손상시키기 때문에 소염 진통제는 장 누수 증후군LGS, Leaky Gut Syndrome의 원인으로 지목되기도 합니다. 이런 위장관 부작용 증상은 금방 느낄 수 있기 때문에 잘 파악되는 편입니다.

하지만 간과하기 쉬운 증상이 있는데 바로 붓는 것이죠. 소염 진통제는 신장으로 흘러가는 혈액량을 줄여 여과되는 혈액을 줄어들게 만듭니다. 또 항이뇨 호르몬에 영향을 미치기도 하죠. 이런 작용들은 수분 배출을 억제하고 체액을 정체시킵니다. 이런 이유로 붓는 것입니다. 살이 찌는 것이 아니기 때문에 소염 진통제 복용을 중단하고 체액 여과가 정상화되면 다시 원래 체중으로 돌아갑니다.

사실 더 큰 문제는 바로 심각한 신장 독성이 있다는 것입니다. 소염 진통제 복용으로 인해 신장으로 가는 혈액량이 극도로 줄어들면 급성 신부전증이 오기도 합니다. 이런 급성 독성은 간 질환이 있는 경우, 고령 환자인 경우, 무산소 운동이나 과음을 한 경우 등에 더 많이 발생한다고 합니다. 중장년, 노인의 경우 혈압약, 당뇨약 등 다양한 약물을 복용하는 경우가 많은데다 여기저기 아픈 곳이 생겨 소염 진통제 복용 횟수도 늘 수 있기 때문에 주의해야 합니다.

또 음주 후 숙취 증상 때문에 무심코 소염 진통제를 드시는 경우가 있습니다. 아세트아미노펜 계열타이레놀은 간 독성이 널리 알려져 있어 복용을 피하지만, 다른 소염 진통제의 경우에는 음주 후 부작용이 크게 알려져 있지 않아 문제입니다. 게보린, 사리돈, 부루펜, 탁센, 이지엔6프로 등 종류와 상관없이 어떤 소염 진통제든 음주 후에 복용하게 되면 위장 장애뿐 아니라 신장에 독성으로 작용할 수 있다는 점을 꼭 기억해 두세요.

무리한 무산소 운동, 몸을 많이 쓰는 일을 한 이후 소염 진통제를 드실 때도 반드시 주의해야 합니다. 만약 소염 진통제 복용 후 부종이 심하고 소변량이 급격히 줄며 옆구리 통증, 두통 등이 멎지 않는다면 신속하게 병원에 가서 신장 점검을 받아야 합니다.

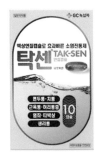 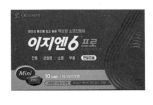

비스테로이드성 항염제 계열 진통제들

소염 진통제 과민 반응도 무시할 수 없습니다. 과민 반응은 개인 차이가 너무 크기 때문에 어떤 약을 복용한 뒤 알레르기 반응이 나타났는지 꼭 알아 두어야 합니다. 소염 진통제 과민 반응으로는 두드러기, 혈관 부종, 천식, 저체온증 등 증상이 나타날 수 있습니다. 혈관 부종의 경우 국소적으로 부종이 강하게 발생하는데 이것은 알레르기 반응으로 인한 혈관 투과성이 증가하기 때문입니다. 주로 입술이나 눈꺼풀 등 모세 혈관이 발달되어 있는 부위에 부종이 나타나며 증상이 유발되면 바로 약을 중단해야 합니다.

통증은 인체가 보내는 SOS 사인입니다. 통증이 느껴진다고 바로 약을 복용하기보다는 몸의 상태를 잘 체크해 주세요. 아직까지는 신장에 안전한 소염 진통제는 개발되어 있지 않습니다. 약 복용 후 붓는 것은 단순한 증상일 수도 있지만, 자칫 소중한 신장이 손상되고 있는 것일지도 모릅니다. 평소 소염 진통제 복용 후 붓는 분이라면 무리한 무산소 운동은 피해야 하고, 특히 음주는 절대 금물이라는 점을 기억해 두세요. 꼭 이런 경우가 아니라도 약을 복용할 때 술을 마시는 것은 매우 위험합니다.

+ DRUG INFORMATION

부종을 유발하는 약물들

• 온몸이 붓는 증상

소염 진통제	**혈압약** 칼슘길항제-노바스크, 아달라트 등
스테로이드	**당뇨약** 피오글리타존, 액토스 등
통증약 프레가발린, 리리카 등	감초

• 국소적으로 붓는 증상

소염 진통제	**혈압약** ACE길항제-카프릴릭, 에나프릴 등
항생제	**항암제** 도세탁셀, 탁소텍, 이매티닙-글리벡
경구 피임약	

약을 먹었더니
가슴이 두근거린다고요?

손님	약사님, 지난번 약을 먹고 나서부터 가슴이 두근거리면서 좀 이상해요.
약사	박미란 님이시죠? 일단 지난번 처방을 살펴볼게요. 알레르기 완화제인 자알린정_{항히스타민제}을 처방받으셨네요. 이 약은 전에도 드셨는데…….
손님	네, 알고 있어요. 그런데 이번에는 왜 이럴까요? 심장이 안 좋아진 건가요? 내과에 가 봐야 할까요?
약사	혹시 최근에 새로 드신 약은 없으셨어요? 영양제나…….
손님	글쎄요. 원래 다니던 신경 정신과에서 약을 하나 바꿔 준다고 했는데, 이 약이에요.

살펴보니 쎄로켈_{항정신병 약물}이었습니다.

약사	이 약을 드실 때 별다른 이상은 없으셨나요?
손님	약간 입이 마르고 어지러운 증상이 있었는데 문의해 보니 흔히

있는 반응이라 적응되면 괜찮을 거라 하던데요?

약사　맞아요. 그런데 아마도 쎄로켈과 자알린을 병용하면서 항콜린
성 효과가 강하게 나타난 것 같아요. 두근거림이 나타났다면 의
사와 상의하셔서 약을 바꾸셔야 할 듯합니다.

손님　항콜린성 효과가 뭐예요?

　동물을 움직이는 신호는 신경이라는 생체 전선을 타고 전달됩니
다. 신경계는 뇌와 척수를 중심으로 구성된 중추 신경계, 중추 신경
계와 신체 다른 부분을 연결하는 말초 신경계로 나눌 수 있죠. 다시
말초 신경계는 감각 신경계, 체성 신경계와 자율 신경계로 구분됩니
다. 대부분의 신경계는 내 의지로 어느 정도 조절이 되지만, 자율 신
경계는 조절하기 쉽지 않아요. 자율 신경계는 다시 교감 신경계와 부
교감 신경계로 나뉘는데, 심장부터 혈관까지 닿지 않는 곳이 없습니
다. 교감 신경과 부교감 신경이 서로 밸런스를 이루면서 신체 시스템
을 조절하고 있는데, 이 밸런스가 깨진 것이 바로 자율 신경 실조증
입니다.

　인체 전체를 놓고 보면 교감/부교감이 서로 균형을 이루고 있는 것
이지만, 자율 신경이 닿아 있는 각 조직에서 보면 특이적으로 작용
할 수 있는 교감/부교감 수용체의 분포가 각각 다를 수 있습니다. 예
를 들면 기관지 평활근의 경우 교감 신경의 일종인 $\beta2$-수용체가 분포
되어 있습니다. 이 수용체를 자극하는 약물을 사용하면 기관지가 확
장되어 천식 증상이 완화되지요. 이 약물은 기관지 외 다른 부분에는
미치는 영향이 적기 때문에 안전하게 호흡기 치료제로 사용할 수 있

는 것입니다.

하지만 항히스타민제 경우처럼 원래 목적인 히스타민 수용체를 억제하는 대신 부교감 신경 수용체인 무스카린 수용체를 억제하는 약물들도 많이 있습니다. 무스카린 수용체를 억제하면 부교감 신경이 차단되어 부교감 기능이 억제되겠죠. 부교감 신경 전달 물질이 아세틸콜린이기 때문에 콜린을 억제하는 효과라고 해서 항콜린 효과 또는 항콜린 작용이라는 이름이 붙게 되었습니다.

Q **부교감 신경이 억제되면 어떤 증상들이 나타나나요?**

A 다음은 부교감 신경이 억제되었을 때 나타나는 현상입니다.

항콜린 작용 약함	항콜린 작용력 중간	항콜린 작용력 강함
입 마름	입이 말라 말하기 불편함 식욕 감퇴	삼키고 말하기 어려움 음식의 질감이나 맛을 느끼지 못함 점막 손상 치아 부식, 치주 질환 영양실조 호흡기 감염
동공 확장	시각 장애	낙상 위험, 사고 위험 증가 녹내장 악화
	식도염 위액 분비 감소 소화 불량 연동 운동 저하	변비 약물 흡수 연관 장 마비
소변이 잘 안 나옴		요 저류, 요로 감염
	심장 박동 증가	**빈맥** 맥박이 자주 뛰는 일 협심증 악화 충혈성 심부전

항콜린 작용 약함	항콜린 작용력 중간	항콜린 작용력 강함
땀 감소		열 경련
졸림	흥분	극도로 힘없음, 혼미
피로	쉼 없이 움직임	불안
경미한 기억 상실	혼돈	환각, 섬망
집중력 장애	기억 손상	운동 장애, 근육 경련, 발작, 반사 항진 운동 반사가 과도하게 나타나는 현상 충혈 장애 악화

어떻습니까? 생각보다 많은 부작용이 있지요? 그럼 어떤 약들이 이런 부작용을 일으키는지 살펴보겠습니다.

+ DRUG INFORMATION

	성분	대표 약제
항콜린제	옥시부티닌	디트로판정 등
	이프라트로퓸브롬화물수화물	리노벤트비액 등
	스코폴라민	키미테패취
	부틸스코폴라민브롬화물	부스코판플러스
	스코폴라민브롬화수소산염수화물	메카인정
	솔리페나신숙신산염	베시케어정 등
	쿠에티아핀푸마르산염	쎄로켈정 등
	클로자핀	클로자릴정 등
	플라복세이트염산염	제일스파게린정 등

성분	대표 약제
디펜히드라민염산염	슬리펠정, 쿨드림연질캡슐 등
디멘히드리네이트	이지롱액, 보나링에이정 등
세티리진염산염	지르텍정, 알러샷연질캡슐 등
레보세티리진염산염	씨잘정 등
클로르페니라민말레산염	페니라민정 등
독시라민숙신산염	아론정, 스메르정 등
히드록시진염산염	유시락스시럽, 아디팜정 등
라니티딘염산염	잔탁정, 큐란정 등

(항히스타민제)

흔히 보는 약들도 있고 생소한 약들도 있을 수 있을 것입니다. 이런 약을 복용한 뒤 앞에서 제시한 항콜린 효과가 약하게 나타나는 정도라면 생활 요법을 지키는 수준에서 큰 문제가 없는데, 만약 중간 이상의 부작용이 나타난다면 반드시 약을 중단하고 의사, 약사와 상의해야 합니다. 경우에 따라서는 약을 변경해야 할 수도 있습니다.

이뿐만 아니라 교감 신경을 항진하는 약물들 또한 항콜린 효과와 비슷한 부작용을 유발할 수 있습니다. 부교감 신경을 억제하는 것이 결국 교감 신경을 항진하는 것과 유사하기 때문이죠. 이런 부작용을 일으키는 약물들은 다음 페이지를 참고해 주십시오.

교감 신경 항진 약제

성분	대표 약제
페닐레프린염산염	그린노즈에스캅슐, 코미정, 콘택골드캡슐 등
살부타몰황산염	벤토린에보할러
툴로부테롤	호쿠날린패취, 투브롤패취 등
슈도에페드린염산염	슈다페드정, 액티피드정 등
메틸에페드린염산염	코푸정, 코대원정 등
메틸페니데이트염산염	콘서타OROS서방정
펜디메트라진타르타르산염	푸링정, 펜디정 등
펜터민염산염	디에타민정, 휴터민정 등
부프로피온염산염	웰부트린서방정 등
플루옥세틴염산염	푸로작 등
에스시탈로프람옥살산염	렉사프로서방정 등

콧물, 기침 등에 사용하는 약들이 많이 보여서 놀라셨을 텐데요. 이처럼 항콜린 효과 또는 교감 신경 항진 효과를 가진 약들은 주위에서 흔히 볼 수 있는 약들도 많이 있기 때문에 복용할 때 항상 주의해야 합니다.

항콜린 효과가 있는 약물들 중에서 뇌까지 전달되는 일부 성분을 장기간 복용하게 되면 치매 유발률이 높아질 수 있습니다. 이것은 항정신성 약물뿐 아니라 알레르기에 사용하는 항히스타민제도 역시 문제가 될 수 있죠. 항히스타민제 역시 혈액 뇌관문을 통과해 뇌로 전달되기 때문입니다. 고령일수록 위험성이 높아진다고 하니, 연세가 많은 분들의 경우 감기약 등 항히스타민제가 들어간 약을 습관적으로 복용하지 않도록 주의하는 것이 좋겠습니다. 또 자율 신경에 민감하게 연관되어 있는 질환인 고혈압, 녹내장, 전립샘 비대증 등의 환자도 항콜린 효과가 있는 약물은 주의해야 하며, 전문가와 충분히 상담한 뒤 복용해야 합니다.

박미란 님의 경우에도 쎄로켈과 자알린을 동시에 복용함으로써 항콜린 작용력이 중간 이상 나타난 경우이므로 항히스타민제 복용을 중단하고 의사와 상의하도록 권유한 것입니다.

어떤 약을 복용하고 입이 마르거나 무기력하며 가슴이 두근거리는 등 증상이 있다면 가볍게 보지 마세요. 항콜린 효과로 자율 신경이 제대로 작동하지 않는 것일 수 있습니다. 약을 드신 뒤 이상 반응이 나타나면 아무리 사소한 것이라도 꼭 의사, 약사와 상의하시길 바랍니다.

콜레스테롤 저하제를 복용하면
당뇨병이 생길 수 있다고요?

손님 약사님, 뭐 좀 물어봐도 될까요?

김미진 님은 밝은미소약국에 자주 방문하는 환자입니다. 처방약 조제뿐 아니라 평상시 건강상 문제가 있을 때면 상담을 위해 방문하시기도 하지요.

약사 네, 말씀하세요.

손님 다름이 아니라, 지난 정기 건강 검진에서 콜레스테롤 수치가 높게 나왔는데요. 병원에 갔더니 고지혈증약을 먹으라는 거예요. 그런데 얼마 전 뉴스에서 보았는데, 콜레스테롤약을 먹으면 당뇨병에 걸릴 수 있다고 해서요. 먹어도 될까요?

그러고 보니 스타틴계 고지혈증약을 복용하면 당뇨병 위험이 높아진다는 뉴스가 나와 논란이 인 적이 있었습니다. 이 뉴스는 우리 약사들 사이에서도 화제가 되었지요.

약사　네, 그런 뉴스가 있기는 했는데요. 그게 모든 사람에게서 나타난 것은 아니고, 당뇨병 위험 상태에 대한 기초 조사 없이 통계만 놓고 판단한 거라 좀 더 연구가 필요하다네요. 최근에 나온 기사를 보면 일부 성분은 당뇨병 유발과는 큰 상관이 없다고도 하고요. 만약 콜레스테롤 수치가 높다면 운동이나 식이 요법에 중점을 두어야 하지만, 약이 필요하다면 처방받는 것이 건강에 더 유익할 것으로 보입니다.

손님　그래요? 음……, 알겠습니다.

불안감을 덜어 드리기 위해 충분히 설명을 드렸는데도, 김미진 님은 뉴스에 나왔던 이야기가 계속 마음에 걸렸는지 편치 않은 표정으로 약국 문을 나섰습니다.

이상 지질 혈증은 혈액 안에 총 콜레스테롤주로 LDL콜레스테롤 또는 중성지방이 증가된 상태를 말하거나 HDL콜레스테롤이 감소한 상태를 말합니다. 일반적으로 고지혈증혈중 지질 성분이 높은 상태이나 고콜레스테롤 혈증이라고 부르는 것은 이상 지질 혈증을 말하는 경우가 많습니다. 특히 고콜레스테롤 혈증은 심혈관계 질환 유발 가능성이 높아지기 때문에 일정 수치 이상이 되면 운동이나 식이 요법을 하면서 LDL콜레스테롤을 저하하는 약을 복용해야 합니다. 고콜레스테롤 혈증에 가장 많이 사용되는 약물은 스타틴계입니다. 제품명은 리피토, 조코 등 다양하지만, 성분이 '○○○스타틴'처럼 스타틴을 포함하고 있는 경우가 많아 알아보기 쉬워요.

스타틴계 약물은 간에 있는 효소에 작용해 콜레스테롤 합성을 막습니다. 콜레스테롤은 먹는 음식에서도 공급되지만 그보다 더 많은 양이 간에서 만들어져요. 콜레스테롤이 혈액 내에 많아지면 식이 조절만으로는 해결이 쉽지 않습니다. 넘쳐나는 LDL콜레스테롤은 산화되기 쉽고, 산화된 LDL콜레스테롤이 혈관 벽에 붙으면 염증을 유발하게 됩니다. 염증을 치유하는 과정에서 혈관 벽이 단단해지고 부풀게 되는데, 이것이 심해지면 혈관을 막게 돼요. 물론 혈전 생성도 쉬워지게 되죠. 고콜레스테롤 혈증은 혈관 건강과 매우 밀접한 연관이 있어요. 콜레스테롤 합성을 막는 스타틴계 약물을 복용하면 심혈관계 질환이나 치매 발생을 줄인다는 연구 결과도 있습니다.

이런 스타틴계 약물에 대한 부작용 논란은 어제오늘 일이 아닙니다. 이슈가 되었던 당뇨병 유발 가능성은 2008년 처음 문제 제기가 시작된 이후 꾸준하게 논란이 되고 있어요. 급기야 2012년 미국 식품 의약국은 스타틴계 약물 설명서에 "스타틴계 약이 혈당과 당화 혈색소 수치를 늘릴 수 있다."라는 경고 문구를 추가하도록 지시했습니다. 사실상 당뇨병 유발 가능성을 인정했다고 볼 수 있는 조치였죠. 이후 많은 연구에서도 스타틴계 약물을 복용하면 당뇨병에 걸릴 확률이 높아진다는 점을 말하고 있습니다.

그럼 스타틴계 약물이 당뇨병을 유발하는 이유는 뭘까요? 아직 명확한 기전이 밝혀지지는 않았습니다만, 하버드대학교 의과대학 간다 박사는 「스타틴 유도 당뇨병: 발병률, 메커니즘과 시사점 Statin-induced diabetes: incidence, mechanisms, and implications[version 1; referees:2 approved]」에서 다음 세 가지 가능성을 제시했습니다.

첫째, 스타틴계 약물은 인슐린 감수성을 저하시켜 당 사용을 막을 수 있습니다. 세포에 인슐린이 작용하면 혈액에 있는 당분을 세포 안으로 끌어들여 사용하게 됩니다. 인슐린에 대한 감수성이 떨어진다는 것은 인슐린에 민감하게 반응하지 못한다는 뜻으로, 인슐린 저항성이라고도 불러요. 혈액에는 당이 넘쳐나지만 세포는 당을 사용하지 못하게 되죠. 인슐린 저항성은 당뇨병을 유발하는 대표적인 이유이지요. 사용되지 못한 당은 지방 조직에 쌓여 버립니다.

둘째, 콜레스테롤 합성을 저해하면 콜레스테롤뿐 아니라 생존에 꼭 필요한 다른 물질의 합성도 막게 됩니다. 돌리콜, 코엔자임Q10, 비타민D 등도 콜레스테롤 합성 과정에서 생성되지요. 이런 성분들이 부족하면 췌장 세포를 손상시키고 기능 저하를 일으켜 당뇨병을 유발할 수 있게 되죠. 만약 콜레스테롤 합성 저해제를 드신다면 추가로 코엔자임Q10, 비타민D 등을 보충하도록 안내하고 있는데, 바로 체내 합성이 부족해질 수 있기 때문입니다.

셋째, 스타틴계 약물을 복용하는 사람들은 체중 증가율이 높았다고 합니다. 스타틴계 약물이 살을 찌운 것이 아니라 약을 복용하는 사람들이 식이 조절이나 운동을 덜 하는 경향이 있었다고 하네요. 과도한 칼로리 섭취와 운동 부족이 당뇨병 유발 요인 중 하나인데, 아무래도 약을 먹으니 안전하다는 생각에 좀 더 무분별한 생활을 한 것으로 추측할 수 있는 부분입니다.

그럼 스타틴계 약물을 복용하면 안 되는 것일까요?

전문가에 따라 의견이 나뉘는 부분이 있습니다만, 스타틴계 약물이 항염 작용과 혈관 질환 예방 등을 통해 심혈관 질환 가능성을 줄인다는 것에는 이견이 없습니다. 김대중 아주대학교 의대 교수는 〈의협신문〉과의 인터뷰에서 "스타틴이 혈당을 직접 낮추지는 않지만 고지혈을 완화하거나 콜레스테롤 수치를 내린다. 또 염증을 억제하므로, 당뇨병 발병률을 높인다는 부정적인 영향과는 상관없이 합병증을 줄이는 효과를 보이고 있다."라며, "초기부터 스타틴을 적극적으로 처방해야 한다."라고 말하기도 했습니다.

또 최근에 긍정적인 소식이 들려오고 있는데요. 스타틴계 약물 중에서 피타바스타틴칼슘의 경우는 3년을 복용한다 하더라도 당뇨병 유발률이 3% 정도로 낮게 나타났다는 것입니다. 널리 처방되는 성분 중 하나인 아토르바스타틴칼슘 유발률이 8.4%인 것을 감안한다면 매우 낮은 정도의 수준임을 알 수 있습니다. 만약 고콜레스테롤 혈증이 있으면서 당뇨병까지 있는 고위험군이라면 피타바스타틴칼슘을 1차적으로 선택해 보는 것도 좋은 방법이겠죠.

어떤 약이라도 부작용이 있을 수밖에 없습니다. 부작용이 있다고 하더라도 제어가 가능한 수준이라면 큰 문제가 되지 않겠죠. 스타틴계 약을 복용하고 생기는 혈당 상승 요인은 현대 의학에서 제어가 가능한 수준이라는 것이 대부분 전문가들의 의견입니다. 오히려 약을 복용하지 않아 발생하는 혈관 질환이 생명에 더 큰 위협 요소가 될 수 있어요.

정보는 넘쳐나고 얻기도 쉬운 시대입니다. 단편적인 정보를 보고 약에 대한 거부감을 먼저 갖기보다는 궁금한 점을 전문가와 상의해서 종합적인 판단을 해 보는 열린 자세가 더욱 필요합니다.

당뇨약을 복용할 때
정말 조심해야 할 한 가지

약사	김경남 님, 약 나왔습니다. 지난번 약들이 조금씩 남았나 봐요? 아마릴엠만 덜 나왔네요.
손님	당뇨약이 너무 세서 그런지 저혈당이 두 번이나 왔지 뭐예요. 그래서 병원에 이야기했더니 핑크색 콩 모양 약을 빼라는 거예요. 그래서 빼고 먹었는데 오늘 재 보니 당화 혈색소 수치가 7이 넘어 버렸어. 의사 선생님은 "복용하는 것이 좋은데, 복용하는 것이 좋은데……." 이리 말씀하시더라고요.
약사	그래서 다시 드시기로 한 거예요?
손님	그렇죠. 당이 높아지면 안 되니까.

김경남 님은 약을 다시 먹기로 했지만 또 저혈당이 올까 봐 고민이 되는 것 같았습니다.

약사	김경남 님, 평상시 운동 많이 하시죠?
손님	그럼요, 당뇨병하고 고지혈증 때문에 저녁마다 헬스장에 나가

고 있어요.

약사 아마릴은 식전 30분에 잘 챙겨 드셨어요?

손님 그게……, 다른 약 먹는 게 많아서 식후에 같이 먹었는데요?

약사 아침은 잘 챙겨 드시고 계시죠?

손님 뭐, 미숫가루랑 우유랑 섞어서 간단하게 먹고 있어요. 밥은 영
      못 먹겠더라고요.

약사 저녁에 운동도 많이 하시고, 아침도 당 섭취가 매우 적으시니 저
      혈당 위험성이 높아지겠어요. 더군다나 식후에 아마릴을 드시
      면 더욱 그렇게 될 수 있답니다.

손님 그래요?

당뇨병은 혈관 속에 존재하는 당을 사용하지 못해 발생하는 대사
성 질환 중 하나입니다. 당뇨병이라는 명칭은 소변에서 단내가 난다
고 해서 붙여진 측면도 있는데 사실 이 정도 되면 아주 중증에 속해
요. 실제로는 소변에서 당분이 검출되지 않는 당뇨병이 훨씬 더 많습
니다. 따라서 당뇨병 검사는 반드시 혈액 검사를 통해 확인해야 합니
다. 주기적인 건강 검진이 매우 중요한 이유이기도 해요.

국내 당뇨병 유병률은 2016년 기준 14.4%입니다. 2010년 12.4%
에서 계속 증가하는 경향을 보이고 있어요. 당뇨병 유병률은 30대 이
상 성인의 경우 14.4%이지만, 65세 이상 성인은 30%까지 증가합니
다. 즉, 당뇨병은 노화와도 연관이 많다는 것을 알 수 있어요.

당뇨병은 크게 제1형, 제2형, 임신성 등으로 나뉩니다. 이 중 제
2형 당뇨병이 전체 90%를 차지하고 있어요. 제1형 당뇨병이나 임신

성 당뇨병은 진행 속도가 빠르기 때문에 조기에 발견되는 경우가 많지만 제2형 당뇨병은 천천히 진행되기 때문에 조기에 발견하기 매우 어렵습니다. 길게는 무려 30년까지 걸린다고 합니다. 보통은 건강 검진 등을 통해 발견하는 경우가 많아요. 문제는 증상이 급격하게 나타나지 않아 당뇨병 진단을 받고도 적절한 치료를 하지 않는 경우가 많다는 것입니다.

제2형 당뇨병에 걸리면 췌장에서 인슐린 분비가 줄어들어 핏속에 당이 많은 상태가 유지됩니다. 이것도 문제이지만 세포가 인슐린에 반응을 보이지 않고 당을 잘 사용하지 못하는 것도 문제입니다. 이것을 인슐린 저항성이라고 불러요. 경구용 혈당 강하제(이후 당뇨병약)들은 췌장에서 인슐린 분비를 촉진하고 핏속에 있는 당분 배출을 늘리며 세포가 당을 잘 사용할 수 있도록 만드는 효능이 있습니다.

문제는 이렇게 혈당을 낮추다 보면 치명적인 부작용이 생긴다는 점입니다. 바로 약물로 인한 저혈당 유발입니다. 핏속 당을 너무 많이 줄여서 실제 사용할 당분이 부족해져 버린 상태죠. 보통은 인슐린 주사제를 사용할 때 나타나지만, 경구용 당뇨약에서도 유발될 수 있기 때문에 꼭 기억해 두셔야 합니다.

저혈당을 유발하는 당뇨약은 바로 글리메피리드 이마릴정, 글리피지드 다이그린정 등 설포닐유레아 계열 약물들입니다. 이 약물들은 췌장을 직접 자극해 인슐린 분비를 촉진하는 효능이 있어요. 당화 혈색소를 1.5~2% 감소시키며 공복 혈당을 데시리터당 60~70mg 줄일 만큼 뛰어난 효과 때문에 아주 오랜 기간 사용되어 온 약물입니다. 하지만 뛰어난 효능이 오히려 저혈당을 유발하게 되는 것입니다. 이런 부작용으로 인해 설포닐유레아 계열 약물의 사용량은 갈수록 줄고 있는 추세이기는 합니다. 하지만 2016년 기준으로 보면 아직까지 메트포르민염산염 다음으로 많이 쓰이고 있는 대표적 당뇨병약입니다.

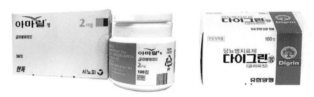

대표적인 설포닐유레아 계열 당뇨약들

설포닐유레아 대표 성분인 글리메피리드 아마릴정 등는 식후 혈당을 감소시킬 목적으로 사용됩니다. 약을 복용하면 2~3시간 후 가장 강한 효과가 나타나며, 24시간 지속됩니다. 식후 2시간이 지나면 혈당이 가장 높이 올라가기 때문에 글리메피리드는 식전 30분에 복용하도록 하고 있습니다.

만약 식사를 거르고 약을 복용하거나 심한 운동 이후 복용한다면 혈당이 심하게 저하됨으로써 저혈당 문제가 발생할 수 있어요. 또 식후에 복용하는 경우에도 효능이 강하게 나타나는 시간과 혈당이 가장 높은 시간이 맞지 않아 저혈당이 유발될 수 있습니다. 저혈당은 혈당 수치가 약 50mg/dL 이하로 내려간 상태로 생각보다 매우 심각한 문제입니다.

뇌는 에너지원으로 당糖만 사용하는데, 저혈당이 유발되면 에너지원이 부족해져 피로감, 졸음, 어지럼 등 증상이 생깁니다. 심한 경우에는 혼수, 경련, 기억 상실 등이 나타날 수 있습니다. 더 심각하게는 죽음에까지 이를 수 있다는 점이에요. 물론 경구 당뇨약으로 아주 심각한 증상까지 나타나는 경우는 극히 드물지만, 가볍게 생각하면 절대 안 되는 것은 분명합니다. 또 혈당이 급격히 떨어지면 혈당을 상승시키기 위해 교감 신경이 강하게 흥분하게 됩니다. 이로 인해 두근거림, 손떨림, 불안 등 증상이 생기죠. 인슐린의 과도한 분비는 부교감 신경을 흥분시키기 때문에 식은땀, 배고픔, 감각 이상 등 증상이 나타나기도 해요.

저혈당의 초기 단계인 배고픔, 불안, 기운 없음 등 증상은 누구에게나 흔히 나타날 수 있는 상태입니다만, 당뇨병약을 복용하고 있는 사람이라면 두통, 졸음, 시력 이상, 심한 피로감 등 2단계까지 빠르게 진행될 수 있으므로 매우 조심해야 합니다. 혈당이 20mg/dL 이하로 내려가면 뇌에 치명적인 손상을 줄 수 있다는 것도 기억해 두세요.

그렇다면 당뇨 환자에게 저혈당이 나타나면 어떻게 해야 할까요? 먼저 지금 나타나는 증상이 진짜 저혈당인지 아니면 단순한 느낌인지 확인하는 것이 좋습니다. 가장 정확한 방법은 혈당 측정기를 이용해서 혈당을 측정하는 것입니다. 혈당이 낮다면 운동 등 활동을 하지 말고 당분을 섭취해야 합니다. 약 20분 이후 다시 혈당을 측정해서 70mg/dL 이상으로 회복된다면 다행이지만 그렇지 않다면 다시 당분을 복용합니다. 증상이 잘 회복되지 않으면서 피로감, 졸음 등이 나타난다면 신속하게 응급실로 가야 합니다. 만약 혈당을 측정할 수 없다면 바로 응급실로 가는 것이 좋겠죠. 저혈당을 예방하려면 위험 요소를 제거하며 혈당을 자주 측정하는 것이 좋습니다.

당뇨약을 복용 중이라면 굶으면 안 됩니다. 특히 체중을 줄이기 위해 식이 조절을 하는 경우 조심해야겠지요. 규칙적인 음식 섭취는 혈당을 일정하게 유지하는 매우 중요한 생활 요법입니다. 약 복용법을 정확히 지켜야 한다는 것도 기억해 주세요. 알코올은 저혈당을 유발하는 매우 큰 위험 요소입니다. 금주와 금연 또한 저혈당을 막는 중요한 방법이 됩니다. 마지막으로 외출할 때는 사탕 등을 꼭 챙겨 나가야 합니다. 초콜릿은 지방 등이 함유되어 있어 생각보다 혈당을 올리는 효과가 떨어진다고 하니 참고하시면 좋겠습니다.

소변을 자주 보는 것이
당뇨약 때문이라고요?

손님 　약사님, 요즘 소변이 너무 자주 마려운데 혹시 무슨 방법이 없을까요?

　김정운 님은 50대 남성입니다. 전에는 그런 적이 없었는데 최근 소변이 너무 자주 마렵다며 불편해 하셨죠.

손님 　나이가 들어서 그런 걸까요? 왜 자꾸 화장실을 들락거리는지 모르겠네요.

약사 　비뇨기과에서 진료는 받아 보셨어요?

손님 　병원에는 갔는데, 큰 문제는 없다고 하네요. 방광이 과민해서 그럴 수 있으니 약을 먹어 보자고 했는데, 별 효과가 없어요.

약사 　그렇군요. 혹시 최근에 약이나 보충제를 새롭게 드시거나 끊은 게 있나요?

손님 　글쎄요……. 아! 당뇨가 잘 조절이 되지 않아서 약을 추가한 것이 있어요.

약사	혹시 약 이름을 알 수 있을까요?
손님	포시가라고 했던 거 같은데요.
약사	그럼, 소변이 불편해진 건 바로 당뇨약 때문이에요.
손님	아, 맞아요. 처방받을 때 설명을 들었는데 까맣게 잊고 있었네요.

당뇨병을 앓고 있는 환자는 꾸준히 상승하고 있는 추세입니다. 대한 당뇨병 학회에서 2020년에 발간한 「한국의 당뇨병 관련 자료표 2020 Diabetes Fact Sheet in Korea 2020」에 따르면 30대 이상 성인 중 13.8%가 당뇨병을 앓고 있으며 65세 이상 성인 중에는 27.6%에 이른다고 합니다. 당뇨 유병률도 매년 높아져 2012년 11.8%에서 2018년 13.8%로 상승했으며 남성의 경우에는 2012년 12.4%에서 2018년 15.9%로 상승했다고 하네요. 당뇨병은 다양한 합병증이 생기는 대사성 질환이지만, 질병이 있음을 인지하는 비율은 65%에 머물고 있어 경각심이 필요합니다. 전 세계적으로도 당뇨병 환자는 늘어 가는 추세라고 하며 2045년에는 7억 명에 이를 것으로 예상한다고 하네요.

이런 증가세에 대응하기 위해 기존의 부작용을 최소화하고, 보다 효과적인 혈당 조절을 가능하게 하는 새로운 혈당 조절제들이 개발되고 있습니다. SGLT2 저해제도 새로운 기전의 혈당 조절제입니다. 일반적으로 혈당을 조절하는 약들은 인슐린 분비를 촉진하거나 세포에서 당을 빨리 사용할 수 있도록 촉진하고 체내에서 당이 생성되는 것을 저해하는 제제들이 대부분입니다. 혈당이 높다면 인슐린 감수성을 증가시켜 혈당 사용을 촉진하는 메트포르민염산염 다이아벡스이 사용됩니다. 메트포르민염산염은 혈당 조절제의 가장 대표적인 부작용인 저혈당을 유발하지 않으면서 대사성 질환 개선에 도움을 주기 때문에 당뇨병 환자에게 1차 선택 약으로 사용되는 것이죠. 만약 혈당 조절이 잘되지 않는다면 인슐린 분비를 촉진하는 약물 등이 추가적으로 사용됩니다. 하지만 이런 제제들은 저혈당을 유발하는 등 다양한 부작용이 생길 수 있죠. 이런 부분에 있어 SGLT2 저해제는 전혀 새로운 기전의 혈당 조절제로 주목받고 있습니다.

현재 사용되고 있는 SGLT2 저해제는 포시가 ^{다파글리플로진프로판디올수화물,} ^{한국아스트라제네카}, 슈글렛 ^{이프라글리플로진L-프롤린, 한국아스텔라스제약}, 자디앙 ^{엠파글리플로진,} ^{한국베링거인겔하임}, 스테글라트로 ^{에르투글리플로진L-피로글루탐산, 한국MSD}가 있습니다. 성분을 보면 모두 '플로진'을 포함하고 있는 것을 알 수 있어요. 아직 성분명이나 국제 일반명으로 처방이 나오지 않기 때문에 약 성분의 대략적인 이름을 알고 있어야 약의 효능을 보다 정확하게 알 수 있답니다.

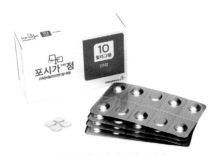

SGLT2 당뇨병 치료제 포시가

SGLT는 'Sodium Glucose cotransporter'의 약자로, 이를 옮기면 '나트륨 포도당 공동 수송체'라는 뜻입니다. SGLT는 나트륨과 함께 포도당을 이동시키는 역할을 하는 수송체인데 신장, 장관, 뇌, 간, 갑상샘, 폐, 기도, 근육 등 다양한 조직에 여섯 종류가 있다고 알려져 있습니다. 그중에서 신장에 존재하는 SGLT1, SGLT2는 포도당 재흡수에 관여하기 때문에 혈당 조절에 직접적인 영향을 미친다고 볼 수 있습니다.

포도당은 에너지 대사에 직접적으로 작용하기 때문에 혈액 안에 일정한 농도로 유지되어야 하고, 배설되면 안 되는 영양소입니다. 그렇기 때문에 정상적인 상태라면 포도당은 신장에서 완전히 재흡수가 되어야 하죠. SGLT는 소변으로 포도당이 빠져나가지 못하도록 재흡수하는 통로라고 생각하면 됩니다. 만약 혈중에 너무 많은 포도당이 존재한다면 모두 흡수되지 못하고 소변으로 배설됩니다. 즉, 소변에서 포도당이 다량으로 검출되는 질환이 당뇨병인 것이죠. 하지만 당뇨병 환자라고 해서 모두 소변에서 당이 검출되는 것은 아닙니다. 앞에서 말씀드렸듯, 소변으로 당이 빠져나가는 상태라면 심각한 고혈당 상태라고 생각하면 됩니다.

신장에서 포도당을 재흡수하는 통로는 SGLT1, SGLT2 두 종류이며, 이 중에서 신장에서만 발현되는 SGLT2가 90%, 소장과 신장에서 발현되는 SGLT1이 10% 정도를 차지합니다. SGLT 기능을 저해하면 포도당 배설을 촉진할 수 있으므로 혈당을 낮추는 데 많은 도움을 줄 수 있으며, 혈당 저해제는 주로 신장에서 90% 재흡수에 관여하는 SGLT2 기능을 억제하는 데 목표점이 맞춰져 있습니다. 이런 기전은 기존에 개발된 혈당 저해제와는 전혀 다르기 때문에 다른 약물과 다양하게 조합을 이루어 사용될 수 있습니다. 또 당 배출을 촉진하므로 체중 감량에 효과가 있습니다. 따라서 혈당 강하제의 고질적인 부작용 중 하나인 체중 증가를 막을 수 있다는 것이 큰 장점입니다. 이뿐만 아니라 당과 나트륨 배설을 촉진해 체액을 감소시켜 혈압을 내리고 요산 배출을 촉진하며 중성 지방 감소 효과가 있어 심혈관계 질환을 예방하는 효과까지 기대할 수 있으므로, 매우 주목받는 차세대 혈당 강하제라고 할 수 있습니다.

하지만 이런 SGLT2 저해제에도 치명적인 단점이 있으니, 그것은 바로 당이 소변으로 빠져나가면서 나타나는 생식기와 요로 감염입니다. 이 증상은 여성에서 더 많은 발생률을 보이기 때문에 약물 복용 시 비뇨기 부위의 청결을 유지하도록 하는 것이 중요합니다.

또 0.1% 미만의 적은 확률이지만 생명에 치명적인 케톤산증을 유발할 수 있다는 점 역시 반드시 기억해 두어야 합니다. 원자력 병원 내분비 내과 구윤희 교수는 「SGLT2 억제제와 케톤산증: 발생 기전과 대처」에서 "SGLT2 억제제가 소변으로 포도당을 배출시키면 혈중 포도당 농도는 감소하지만, 이와는 대조적으로 포도당 신생 합성 및 글리코겐 분해에 의해 혈중 포도당 농도는 증가하게 된다."라며 "급성 질환, 수술, 탈수, 저탄수화물 식이, 과도한 음주 등 당뇨병성 케톤산증을 유발할 수 있는 상황에서 적절히 약제를 중단해야 한다."라고 강조했습니다. 또 "SGLT2 억제제의 반감기는 약 11~13시간 정도이기 때문에 약물을 중단한 뒤에도 수일간 약효가 지속될 수 있다. 그러므로 외과적 수술을 앞두고 있는 경우에는 약 3일 전부터 약제를 중단하는 것이 바람직하다."라고 말했습니다. 만약 해당 약물을 복용하는 환자라면 반드시 기억해 두어야 합니다.

일반적으로 SGLT2 저해제를 복용하는 환자가 쉽게 느낄 수 있는 점은 바로 소변을 자주 본다는 것입니다. 특히 저녁에 잘 때 소변을 보는 야간뇨로 인해 불편함을 많이 호소할 수 있어요. 소변을 자주 보는 증상은 보통 1~2개월 정도는 나타나며 여성보다는 남성에게서 더 많이 나타난다고 합니다. 한편, 고령자의 경우에는 보다 많은 체액이 손실되면서 갈증, 탈수, 어지럼증, 피로감 등이 나타날 수 있습니다. 이런 증상이 심하게 나타난다면 처방을 변경해야 할 수 있으므로 반드시 의사와 상의해야 합니다.

사례의 김정운 님 역시 SGLT2 저해제를 새로 복용하기 시작했고, 젊은 편에 속한 남성이기 때문에 소변량과 횟수의 증가는 자연스러운 현상입니다. 이를 잘 설명해 주고 1~2개월 정도 상태를 지켜볼 것을 권유했습니다. 만약 일정 기간 약물을 복용했는데도 계속 소변 때문에 불편하다면 의사와 상의한 뒤 다른 계열의 혈당 강하제로 변경할 필요가 있습니다. 혈당을 저하시키는 방법은 다양하기 때문에 약물을 복용한 뒤 불편한 증상이 심하게 나타났다면 굳이 참을 이유가 없습니다. 또 경구 혈당 강하제는 감기약처럼 증상에 따라 그때그때 먹는 것이 아니라 꾸준히 복용해야 하므로 자신에게 맞는 약을 찾는 것이 중요하지요.

마지막으로 혈당이 높을 때 약물 복용과 함께 반드시 실천해야 하는 운동 요법을 알려 드리겠습니다.

당뇨병 질환자의 운동 요법

1. 일주일에 150분의 중증도 강도(최대 심박수의 50~70%)의 유산소 운동이나 일주일에 90분 이상의 고강도 유산소 운동(최대 심박수의 70% 이상)이 필요합니다. 이렇게 하면 체중 감소 정도와 관계없이 운동 자체만으로도 당화 혈색소 감소 효과가 있습니다. 강도가 높은 운동을 실시한 경우 당화 혈색소의 개선 효과가 더 현저합니다.

   · 유산소 운동 걷기, 자전거 타기, 조깅, 수영 등

2. 금기 사항이 없는 한 제2형 당뇨병 환자는 일주일에 3회 이상의 저항성 운동을 실시합니다. 1회 저항성 운동은 8~10회 반복이 가능한 무게로 세 차례 반복합니다. 저항성 운동도 유산소 운동과 동일한 정도로 인슐린 감수성을 개선합니다.

   · 저항성 운동 역기, 운동 기구를 이용한 운동

3. 관상 동맥 질환의 10년 위험도가 10% 이상인 환자가 빠르게 걷기 이상의 운동을 시작할 때는 운동 시작 전에 운동 부하 검사를 합니다.

출처 『근거 중심의 외래 진료 매뉴얼』(대한의학, 2011)

탈모약을 바르고
가슴이 두근거린다고요?

손님 "약사님, 여기 처방전이요. 그리고 마이녹실도 하나 주세요."

김남성 님은 최근 갑자기 진행된 탈모로 고민이 많습니다. 약국에서 이런저런 상담을 받은 뒤 피부과를 방문하셨는데, 2개월째 병원 처방과 함께 바르는 탈모 치료제도 병용하고 있습니다.

약사 "안녕하세요. 오늘도 프로페시아 처방을 받으셨네요. 좀 어떤 거 같아요?"

손님 "모르겠어요. 이거 효과가 있긴 한 건지?"

약사 "탈모 치료제는 바로 효과가 나타나지 않아요. 꾸준히 복용하다 보면 좋아지실 겁니다. 그나저나 약 드시면서, 바르면서 불편한 점은 없으셨어요?"

손님 "글쎄, 특별한 것은 없었고요. 약간 끈적거리는 거 말고는 없네요. 아차, 혹시 이거 바르고 나면 가슴이 두근거릴 수 있나요? 잠깐 그런 느낌이 있던데……."

약사   "그러셨어요? 그건 가능성 있어요. 만약 증상이 심하면 함량을 좀 낮은 것을 쓰거나 바르는 양을 줄여 보세요."

손님   "네, 그렇게 해 볼게요."

탈모 인구는 어느 정도일까요? 국민 건강 심사 평가원 자료에 따르면 2022년 국내에서 탈모로 치료받은 환자는 25만 576명으로, 2018년 22만 4,688명이었던 것에 비해 4년 동안 약 11.5% 증가했다고 합니다. 이는 15세 이상 성인 인구의 0.5% 정도로 아주 적은 숫자예요. 그런데 글을 쓰면서 곰곰이 생각해 보니 제 주변에도 탈모로 걱정하는 사람이 꽤 많거든요. 물론 탈모를 막으려고 약을 복용하거나 사용하는 사람도 제법 있고요. 뭔가 오류가 아닐까 싶었는데, 대한 탈모 치료 학회에서 언급한 내용을 보니 조금 이해할 수 있었습니다. 국민 건강 심사 평가원에서 발표한 환자 수는 질병으로 탈모 치료를 받은 경우에만 해당한다는 것이죠. 질병으로 볼 수 없지만 탈모 고민에 빠진 사람을 '잠재적 탈모 인구'라고 하는데, 이는 약 1,000만 명에 이를 것으로 보고 있습니다. 성인 4명 중 1명은 탈모 때문에 고민한다는 것입니다.

이런 잠재적 탈모 인구를 타깃으로 하고 있는 탈모 치료제 시장 규모는 무려 4조 원이라고 해요. 문제는 허위 및 과장 광고도 넘쳐난다는 것이죠. 2018년 7월 식품 의약품 안전처 발표에 따르면 샴푸 587개가 허위 및 과장 광고로 적발되었다고 합니다. 대기업 제품들도 포함되어 있었는데 정말 엄청난 양이네요. 효과도 없는 제품을 효과가 있다고 비싸게 팔아먹는 악덕 기업들 때문에 탈모 환자들은 웁니다.

모발 성장 주기는 크게 4단계로 구분됩니다. 머리카락이 자라나는 성장기2~8년, 성장을 어느 정도 멈추고 유지하는 퇴행기4~6주, 모낭이 수축되고 오래된 머리카락은 떨어지는 휴지기2~3개월, 이 단계와 함께 새로운 머리카락이 자라는 발생기입니다. 머리카락을 감거나 빗질을 하면 머리카락이 쉽게 빠지는 시기는 바로 휴지기예요. 일반적으로 머리카락이 빠지는 개수가 100개 이상이라면 탈모를 의심해 볼수 있습니다.

탈모는 다양한 이유로 발생합니다. 가장 대표적인 것이 안드로겐성 탈모로, 흔히 유전형 탈모, 남성형 탈모 등으로 부르죠. 안드로겐성 탈모는 모낭이 점차 작아지는 특징을 보입니다. 성장기는 짧아지고 휴지기가 길어지므로 머리카락이 얇아지고 많이 빠지게 돼요. 그외에도 탈모 원인은 자가 면역 질환, 중금속 중독, 스트레스, 대사 호르몬 장애, 진균성 질환 등 다양하다는 것을 기억해야 합니다. 탈모가 의심이 된다면 무조건 약을 사용하기보다는 정확한 진단을 받아야 효과적으로 치료할 수 있습니다.

식품 의약품 안전처나 미국 FDA에서 탈모약으로 승인받은 전문 의약품인 프로페시아피나스테리드계, 아보다트두타스테리드계와 일반 의약품인 마이녹실미녹시딜은 모두 안드로겐성 탈모에만 효능이 입증되었습니다. 일반 의약품인 마이녹실은 약국에서 쉽게 구입할 수 있고 안전하기 때문에 안드로겐성 탈모 증상이 있다면 다른 제제보다 가장 먼저 선택해 볼 수 있지요.

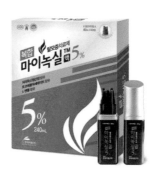

탈모 치료 성분 미녹시딜이 포함된 마이녹실

　마이녹실의 성분인 미녹시딜은 1950년대에 개발되었습니다. 처음에는 위궤양을 치료할 목적으로 개발되었는데, 큰 효과가 없었어요. 오히려 혈관을 확장하는 효과가 있음이 밝혀지면서 1979년 미국 FDA에서 혈압 치료제로 승인을 받았습니다. 그런데 연구 도중 약물을 복용한 실험자에게서 털이 자라나는 것이 보고되었고, 대머리 환자에게서 머리카락이 자라나는 것이 관찰되었습니다. 혈압약이었던 미녹시딜이 탈모약으로 변모하는 순간이었죠. 원래 복용하는 약으로 개발되었지만, 탈모가 있는 부위에 발라도 털이 자라나는 것으로 확인되어 외용제로 사용되고 있습니다. 외용제로 쓰면서 전신 흡수되는 양이 매우 적어 부작용이 줄어들게 되었죠. 이 때문에 일반 의약품으로 허가받을 수 있었던 것입니다.

　미녹시딜은 어떻게 해서 머리카락을 자라나게 할까요? 미녹시딜을 국소적으로 적용하면 해당 부위의 혈관을 확장시켜 혈액 순환을 왕성하게 합니다. 이것으로 휴지기 모낭을 자극해서 크기를 증가시키고 휴지기 모낭을 성장기 모낭으로 활성화시켜 줍니다. 또 성장기를 연장시키는 효능도 있어요. 앞서 안드로겐성 탈모가 모낭이 작아지며 휴지기가 길어지는 이유 때문에 발생한다고 했는데요. 미녹시딜은 이런 효과로 탈모를 막고 새로운 머리카락이 자라나게 도와줍니다.

그럼 미녹시딜을 어느 정도 사용해야 효과가 나타날까요?

한 연구에 따르면 미녹시딜을 5% 사용했을 때 효과는 6~8주 정도에 눈에 띄게 나타나기 시작하며, 12~16주 사이에 최고 효과를 보인다고 했습니다. 이런 효과는 사용하는 내내 유지가 되었는데요. 문제는 약을 중단하자 바로 효과가 감소하기 시작했다는 것입니다. 즉, 미녹시딜을 사용할 때 효과를 어느 정도 느끼려면 3개월 정도는 꾸준히 사용해야 한다는 것이죠. 며칠 또는 1~2개월 사용하고 나서 효과가 없다고 다른 방법을 찾지 말라는 것입니다.

지속적으로 사용해야 하는 만큼 정확한 사용 방법을 익혀 두는 것도 중요합니다. 미녹시딜을 안전하게 사용하는 방법은 적절한 양을 국소 부위에만 적용하도록 하는 것입니다. 다음은 미녹시딜 외용제를 사용할 때 주의 사항입니다.

+ DRUG INFORMATION

미녹시딜 외용제 사용 시 주의 사항

1. 남성은 3, 5%, 여성은 2, 3% 제제를 사용합니다. 여성은 남성보다 미녹시딜 약효가 더 강하게 나타나기 때문에 성별에 따라 함량을 달리 써야 합니다.
2. 표시 용량을 잘 확인해서 사용하며 1일 2회 사용합니다. 그 이상 사용하지 않습니다. 사용을 잊었다고 하더라도 용량을 2배로 늘려 한꺼번에 사용하지 않습니다.
3. 약이 두피를 통과할 때까지 2~4시간 걸리므로 그 전에 물을 묻히거나 잠자리에 들지 않습니다.

4. 18세 미만, 임부, 수유부, 심혈관계 질환자는 사용하지 않습니다.

5. 초기에는 휴지기 모발이 빠져나오는 현상이 나타나면서 보다 많은 탈모가 일어날 수 있습니다. 일시적으로 나타나는 현상이므로 지속적으로 미녹시딜을 사용해야 합니다.

미녹시딜 외용제는 국소적으로 작용하기 때문에 용량을 맞춰 사용한다면 크게 부작용이 나타나지 않습니다. 가장 흔한 것은 피부 가려움증과 홍반이며 이마나 뺨 부위에 털이 나는 부작용도 흔히 나타난다고 알려져 있습니다. 그보다 주의 깊게 봐야 하는 것은 바로 심혈관계 부작용입니다. 소량이라도 약물이 흡수되면서 나타날 수 있는 반응이죠. 일반적으로 가슴 통증이 일어날 수 있으며, 흔치 않지만 가슴 두근거림 증상도 나타날 수 있습니다. 이런 증상이 나타난다면 혹시 미녹시딜 제제를 과량으로 쓰고 있지는 않은지 꼭 확인해 주세요. 용량을 조절했는데도 같은 증상이 반복된다면 의사 진료가 필요할 수 있습니다.

반려 동물로 고양이를 키운다면 미녹시딜을 사용할 때 특별한 주의가 필요합니다. 2004년 한 보고서에 따르면 피부에 미녹시딜 외용제가 노출된 고양이가 중독 증세로 죽었는데, 그 사인이 폐와 심장 손상이었습니다. 보고서에서는 미녹시딜이 고양이에게 치명적인 심장 독성을 일으킬 수 있으므로 주의하라고 언급하고 있어요. 먹지 않고 피부에 노출되는 것만으로도 고양이를 사망에 이르게 할 수 있으므로 약을 보관할 때 매우 주의할 필요가 있겠습니다.

의약품은 허가 기준이 엄격합니다. 효능이 입증되지 않는다면 출시 자체가 안 돼요. 식품 의약품 안전처나 미국 FDA가 의약품으로 허가를 한 성분이라면 해당 증상에 효과가 입증된 것이라고 보면 됩니다. 안드로겐성 탈모로 고민 중이라면 해당 증상에 허가된 의약품을 먼저 사용하면서 다른 보조제를 병용하는 것이 보다 현명한 선택일 수 있습니다.

6장

약을 먹었더니
불편한 점이 생겼네요

기타

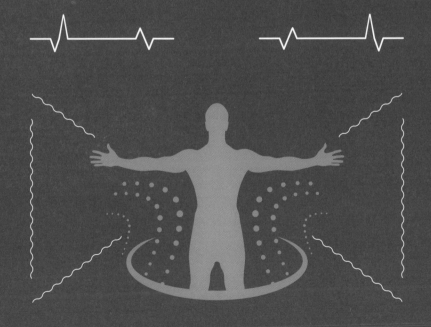

항생제 복용 후 술을 드시다니
절대 안 돼요!

약사 "김미선 님, 목이 좀 많이 부었나 봐요? 오늘 약은 드시는 약으로 항생제와 항염 진통제, 항히스타민제와 가글 처방이 나왔네요."

손님 "네, 그리 심하지 않은데 항생제도 나왔네요. 이거 꼭 먹어야겠죠?"

약사 "그럼요. 의사 판단으로 현재 인후 상태는 세균 감염으로 본 것 같고요. 그렇다면 항생제를 꼭 써야 합니다. 임의적으로 끊지 마시고 지속적으로 의사 진료를 받아 주세요."

손님 "그런데, 약사님 혹시 술은 먹어도 될까요? 제가 약속이 있어서……."

약사 "당연히 안 돼죠. 항생제는 간에 무리를 줄 수 있고, 진통제 역시 신장과 위장에 무리를 주기 때문에 술은 드시면 안 됩니다. 염증 반응도 더 심해질 수 있고요."

손님 "그럼 약을 끊고 나면 언제부터 먹을 수 있나요?"

약사 "???"

약국에서 약을 받으면서 꼭 듣는 말 중 하나는 약 복용 중 술과 담배는 안 된다는 것이겠죠. 술에 포함된 알코올은 간에도 부담을 주지만 뇌 기능 등에 영향을 미쳐 약물과 상호 작용이 발생할 수 있고, 대사 물질인 아세트알데히드가 염증과 알레르기를 유발하며, 담배는 어마어마한 화학 물질이 많이 있으니 더 말할 필요가 없을 듯합니다.

다양한 항생제 부작용 중에서 가장 많이 들은 이야기가 신장에 문제를 일으킨다는 것입니다. 알코올 섭취도 신장에 해로운데 약과 함께 술을 먹는다는 것은 신장에 많은 부담을 준다고 생각할 수 있을 거예요. 신장은 손상된 이후 회복이 매우 어렵기 때문에 걱정스러운 부분일 텐데요. 증상이 심해질 때까지 별 불편함이 느껴지지 않아 별것 아니라 넘길 수 있지만 매우 심각한 상태로 이어질 수도 있습니다.

그럼 항생제로 나타나는 신장 손상 발생률은 어느 정도나 될까요?

최근에는 과거에 비해 고령 환자가 늘어나 대사성 질환, 특히 고혈압이나 당뇨병 환자 등도 많고, 여러 가지 약물을 혼합해 투약하는 다재 약물 환자까지 늘고 있는 것이 현실입니다. 이런 상황에서 약물에 의한 신독성 유병률은 노인에게서 특히 높아지는 양상을 보이고 있는데요. 그중 항생제가 차지하는 비중이 매우 높아요. 한 연구에 따르면 병원에 입원한 환자 424명 중 76명[17.9%]이 항생제 투여로 급성 신장 손상을 입었다는 보고가 있을 정도입니다. 그럼 모든 항생제가 심각한 신손상을 유발할까요?

약물 때문에 발생하는 신장 손상은 원인이 다양합니다. 그중 항생제가 유발하는 신독성은 신세뇨관 세포 독성과 염증성 변화, 결정 형성으로 인한 세뇨관 폐색 등이 주요 병리입니다. 신독성 원인이 다양하듯 모든 항생제가 부작용을 유발하는 것은 아니겠죠? 각 원인별로 주의해야 할 항생제는 다음과 같습니다.

1. 신세뇨관 세포 독성: 겐타마이신, 토브라마이신, 아카미신 등 아미노글리코사이드계
겐타마이신 등은 주사제로 많이 사용되죠. 또 피부 연고 등에 많이 포함되어 있는 겐타마이신과 안약, 안연고에 많이 포함된 토브라마이신의 경우 사용법을 지키지 않아 전신으로 많은 양이 흡수되면 문제를 일으킬 수 있습니다. 외용제는 사용 방법을 정확히 지켜 국소적으로만 적용하도록 주의를 기울여야 하겠습니다. 또 해당 성분은 신장이 좋지 않은 경우 사용하지 않아야 하므로 진료를 받거나 일반 의약품을 구입할 때 의사와 약사에게 반드시 신장 상태를 말해 줘야 합니다.

2. 염증성 변화: 페니실린계, 세파계, 설파계, 퀴놀론계, 리팜피신, 반코마이신 등
페니실린계와 세파계, 퀴놀론계 항생제의 호흡기 감염증 등에 다빈도로 처방하는 항생제입니다. 이들 성분은 면역 반응에 의해 염증 반응을 초래함으로써 사구체 염증을 일으켜 신독성을 유발합니다. 각 성분에 따라 나타나는 강도가 다르며, 복용량과는 상관없이 독성을 유발해요. 예측할 수 없게 발생하며, 개인차가 매우 큰 만큼 자신에게 민감한 성분이라면 꼭 기억해 두는 것이 좋겠습니다.

3. 결정 형성으로 인한 세뇨관 폐색: 암피실린, 시프로플록사신, 설폰아마이드 등
보통 방광염 등에 많이 처방되는 시프로플록사신이나 광범위 항생제인 암피실린, 설파제는 소변의 산도를 변화시켜 결정을 형성하며 세뇨관을 손상시킬 수 있습니다. 이 때문에 체액량이 부족한 탈수 환자는 매우 주의해야 합니다. 신장 기능이 떨어진 환자라면 매우 주의해서 복용해야 하는 항생제가 되겠죠.

항생제에 의한 신독성은 우리가 흔히 처방받는 약물부터 안약, 외용제로 사용하는 성분까지 다양하게 나타나고 있다는 것을 알 수 있습니다.

알코올 섭취는 염증과 알레르기 반응을 유도하며 탈수를 일으키기 때문에 겐타마이신 등 아미노글리코사이드 항생제를 사용하거나 설파계, 퀴놀론계 항생제, 암피실린을 복용하는 사람들은 반드시 피해야 할 것입니다. 그렇다고 다른 항생제를 복용할 때는 술이 괜찮다는 것은 아니겠죠? 신손상뿐 아니라 간과 위장 손상이나 기타 염증 반응을 일으키는 술은 약물 복용 기간 중에는 절대 마시면 안 되겠습니다.

신손상 때문에 항생제 복용이 무섭다고요? 하지만 너무 걱정하지 않아도 됩니다. 신독성은 무시무시하지만, 우리가 일반적으로 사용하는 항생제는 심각한 독성을 유발하는 경우가 흔하지 않기 때문입니다. 2004년에서 2008년까지 5년간 분석한 자료에 따르면 가장 다빈도로 사용되는 아목시실린의 경우 유해 반응 1만 4,717건 중 신장 관련 증상은 5건으로 0.03%에 불과했습니다. 또 조기에 발견해 약을 중단하면 대부분 신기능이 회복되는 양상을 보이므로 조기에 증상을 발견한다면 크게 걱정할 필요가 없죠. 항생제 복용 후 소변량이 현저히 줄거나 오심, 구토, 설사 등 위장관 증세와 피로감, 근 떨림 등 전해질 이상 증상이 나타나면 신속히 의료 기관에 방문해서 상태를 점검하는 것이 좋습니다.

평상시 신장 기능이 떨어져 있거나 약물 자체에 민감하다면 신독성 유발 항생제는 반드시 피하는 것이 좋습니다. 약을 복용하면서 충분한 수분을 섭취하고 염증 반응이 일어나지 않도록 하는 것도 중요하겠죠.

막연하게 약을 복용한 뒤 나타나는 부작용을 걱정하기보다 정확한 정보를 바탕으로 몸을 관찰하는 것이 중요합니다. 특히 신장이나 간처럼 웬만큼 아파서는 증상이 나타나지 않는 곳에 유해 반응이 나타나는 약물을 복용 중이라면 더욱 그러하겠죠. 약을 복용하고 조금이라도 몸에 불편한 점이 있다면 바로 약사와 상의해야 하는 것은 작은 구멍 하나가 제방을 무너뜨리지 않게 하기 위함입니다.

해열제를 먹고 난 뒤에 온
저체온증

손님   약사님, 상비약으로 해열제 하나 주세요.

어머님을 따라 약국으로 들어온 지우 표정이 울상인 걸 보니, 병원
에 다녀온 모양입니다.

약사   지우 어머님, 병원 다녀오신 거 아니에요?

손님   네, 목이 약간 붓긴 했는데 약 먹을 정도는 아니라고 하네요. 혹
시 열이 날지 모르니 상비약으로 해열제 하나 사 놓으려고요.
집에 상비약이 다 떨어졌어요.

약사   그럼, 타이레놀로 드릴게요.

손님   아뇨! 그거 말고 다른 것으로 주세요. 지난번 열이 났을 때 타이
레놀을 먹였더니 체온이 너무 떨어져서 혼났어요.

약사   그래요? 깜짝 놀라셨겠네요. 저체온증이 왔나 봐요. 시간 간
격을 너무 짧게 두고 먹이신 건 아니에요?

손님   한 번 먹고 열이 덜 떨어졌는데 다른 해열제가 없어서 또 먹였

더니……. 응급실 가고 난리도 아니었어요.

약사 그래서 해열제 교차 복용은 계열이 다른 것으로 해야 해요. 일
단 큰일이 없었다니 다행이네요. 혹시 모르니 맥시부펜으로 드
릴게요. 이 해열제도 복용 간격은 꼭 지키셔야 해요.

감기 등 감염성 질환에 걸리거나 몸에 염증 반응이 생기면 체온이
올라갑니다. 평상시 체온보다 적정하게 오르면 면역 세포 작용이 활
발해져 병원균을 이겨 내기 쉬워집니다. 열이 나는 것은 몸을 지키기
위한 반응인 것이죠.

체온을 올리려면 열 생산을 많이 해야 합니다. 열 생산을 조절하는
곳은 시상하부라는 뇌신경에 있습니다. 시상하부는 마치 보일러 조
절 장치와 같아서 일정한 온도세트 포인트를 설정해 놓고 체온이 세트 포
인트보다 낮아지면 열을 생산하고, 높아지면 열 생산을 중단하거나
땀을 내서 몸을 식히게 됩니다. 감염이나 염증 증상이 생기면 파이로
젠이나 프로스타글란딘E2^{PGE2}가 생성됩니다. 이들이 시상하부를 자
극해 세트 포인트를 올리면, 열 생산이 많아지고 체온이 올라가게 되
는 것입니다.

열을 낮추는 해열제는 부루펜과 같은 비스테로이드성^{NSAIDs} 계열
과 타이레놀 같은 아세트아미노펜^{AAP} 계열로 나눌 수 있습니다. 이들
은 PGE2 생성을 억제해 세트 포인트를 낮추는 원리로 작용합니다.

해열제가 크게 부루펜과 타이레놀로 나뉘는 이유는 작용 기전이
서로 다르기 때문입니다. PGE2는 세포막에서 아라키돈산이 콕스^{COX}
라는 효소로 대사가 되어 만들어집니다. COX는 1, 2, 3 총 세 가지가

존재해요. 부루펜은 COX-2를 억제해서 소염, 진통 작용을 합니다. COX-2는 주로 말초 조직에 존재하고 뇌에는 소량 존재하기 때문에 말초성 해열 진통제라고 부르기도 합니다.

타이레놀은 어떨까요? 타이레놀은 아직 명확한 기전이 밝혀지지는 않았습니다만, COX-3에 작용해서 PGE2 생성을 억제한다는 것이 가장 유력한 이론입니다. COX-3는 주로 뇌에 존재하기 때문에 타이레놀을 중추성 해열 진통제라고 부르는 것이죠. 이렇게 해열 기전이 전혀 다르기 때문에 부루펜과 타이레놀은 서로 교차해 복용하는 것이 가능합니다.

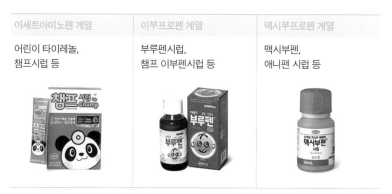

아세트아미노펜 계열	이부프로펜 계열	덱시부프로펜 계열
어린이 타이레놀, 챔프시럽 등	부루펜시럽, 챔프 이부펜시럽 등	맥시부펜, 애니펜 시럽 등

해열제로 사용되는 아세트아미노펜, 이부프로펜, 덱시부프로펜

그런데 간혹 지우의 경우처럼 해열제를 복용하고 난 뒤 저체온이 되었다고 호소하는 경우가 있습니다. 저체온증은 중심 체온이 35도 이하로 떨어진 상태를 말합니다. 저체온증이 오면 오한이 심해지고 피부가 창백해지며 입술 색이 청색을 띠게 됩니다. 자꾸 자려고 하거나 정신을 못 차리고 말을 똑바로 하지 못하며 어지러워 하거나 자극

에 반응을 보이지 않기도 합니다. 열이 나거나 아픈 상황에서 해열제를 복용한 것이기 때문에 저체온증이 오게 되면 대부분 많이 당황하게 됩니다. 만약 해열제 복용으로 저체온증이 왔다면 담요 등을 덮어 체온을 유지하고 따뜻한 물을 조금씩 마시게 하는 것이 좋습니다. 이때 코코아 같은 카페인 음료나 탄산음료 등은 피해야 합니다. 이렇게 3~4시간 정도 있으면 대부분 정상으로 회복되는 경우가 많습니다. 만약 보온에 신경을 쓰는데도 증상이 점점 나빠져 중심 체온이 32도 이하로 떨어지면 의식이 불분명해지는 등 증상이 나타날 수 있습니다. 이때는 신속하게 응급실로 가야 합니다.

부루펜이나 타이레놀을 복용해서 저체온증이 생기는 원인은 무엇일까요? 앞에서 체온 중추는 뇌에 있다고 말씀드렸습니다. PGE2는 시상하부에 작용해서 일정하게 체온을 유지할 수 있도록 하는 자극 물질로도 작용합니다. 이때 사용되는 효소는 COX-3입니다. 만약 해열제를 과도하게 사용하여 PGE2가 너무 억제되거나, COX-3 효소가 과도하게 억제되면 '세트 포인트'가 정상 이하로 내려가 저체온이 유발되는 것입니다. 따라서 일반적인 해열제 용량을 사용해서는 저체온이 유발되지 않습니다. 부루펜이나 타이레놀은 열이 없는 경우 통증 완화 목적으로도 사용되는데, 정상 체온 이하로 떨어지는 경우는 아주 드뭅니다.

해열제 사용 시 저체온이 유발되는 퍼센티지는 어느 정도일까요? 미국 식품 의약국 자료를 기초해 말씀드리면 부루펜 복용 후 부작용이 발생한 12만 5,105건 중에서 294명[0.235%]이 저체온을 호소했으며, 타이레놀의 경우 부작용 발생 사례 7만 4,745건 중 266명[0.355%]이 저체온증을 호소했다고 합니다. 즉, 저체온증은 약을 복용한 전체 환자도 아닌 부작용을 보고한 환자 1,000명 중 3명 정도에 나타나는 것에 불과합니다. 극히 드문 부작용이라고 볼 수 있겠죠.

그런데 독특한 사실이 있습니다. 부루펜을 복용하고 저체온을 호소한 환자들 중 30% 정도가 타이레놀을 동시에 복용했다는 것입니다. 타이레놀을 복용하고 저체온증이 온 경우도 부루펜을 동시에 복용한 경우가 많았습니다. 즉, 저체온은 계열이 다른 두 가지 해열제를 병용할 때 그 빈도수가 높아질 수 있습니다. 이것은 COX-3에 선택적으로 작용하는 약물을 동시에 복용했을 때 '세트 포인트'를 낮추는 효과가 강함을 알 수 있어요.

선택적으로 COX-3에 작용하는 성분은 아세트아미노펜 말고도 피린계 진통제가 있습니다. 아세트아미노펜과 피린계가 같이 포함된 해열 진통제는 사리돈에이가 대표적이죠. 약학 정보원에서 제공하는 사리돈에이 「사용상의 주의 사항」 중 '1) 일반적 주의'를 살펴보겠습니다.

"(4) 고령자는 최소 필요량을 복용하고 이상 반응에 유의한다. 과도한 체온 강하, 허탈, 사지 냉각 등이 나타날 수 있으므로 특히 고열을 수반하는 고령자 또는 소모성 질환 환자의 경우, 복용 후의 상태를 충분히 살펴야 한다."

이 내용에서 유의 깊게 봐야 하는 점은 바로 '과도한 체온 강하'입니다. 사리돈에이는 앞에서 말씀드린 것처럼 아세트아미노펜과 피린계를 같이 포함하고 있는 진통제인데 이 두 가지 성분이 같이 작용한다면 보다 강한 해열, 진통 효과는 있겠지만 그만큼 저체온 위험도도 높아질 것입니다.

타이레놀이나 부루펜에는 없는 주의 사항이 왜 사리돈에이에는 있는지 이제 아시겠지요?

해열제를 복용하고 나타나는 저체온은 환자 및 보호자를 당황스럽게 합니다. 체력이 현저히 떨어진 환자의 경우 위험하기도 하죠. 하지만 용량과 용법을 잘 지킨다면 저체온이 오는 경우는 극히 드물다는 것을 기억해 주세요. 만약 열이 심하게 나서 해열제 교차 복용을 해야 한다면 항상 체온을 잘 살피고, 체온이 어느 정도 정상화가 되면 교차 복용을 하지 않는 것이 좋습니다. 그리고 정해진 용량 이상으로 복용하거나 복용 시간을 너무 짧게 한다면 역시 저체온 위험도가 높아진다는 점도 기억해 두세요.

※ 독자의 이해를 돕기 위해 NSAIDs 계열은 부루펜으로, 아세트아미노펜 계열은 타이레놀로 대표해서 적었습니다만, 본 내용은 특정 제품이 아니라 제품에 포함된 성분이 더 중요함을 기억해 주시기 바랍니다.

혈압약을 먹고
성욕 감퇴가 왔어요

약사 혈압약은 처음 드시는 건데 특별히 불편한 점은 없으셨지요?

손님 네, 괜찮았어요.

약사 그럼, 안녕히 가세요.

처방약을 받아 든 김진성 님은 자동으로 열리는 약국 문을 향해 걷다 말고 뒤돌아섰습니다. 잠시 뜸 들인 후 작은 목소리로 질문을 던집니다.

손님 약사님, 혈압약은 계속 먹어야 하는 거지요?

입은 미소를 짓고 있지만 눈초리는 굳어 있었어요. 분명 무슨 이야기를 하고 싶은 것이 있는 듯 보였습니다.

약사 네, 고혈압은 처음에는 증상이 잘 나타나지 않아서 침묵의 살인자라고 하잖아요. 잘 유지될 수 있도록 약을 드시면서 운동과

식이 요법을 병행하셔야 해요. 왜요? 혈압약 드시기 싫으세요?

손님   사실, 약을 먹고 나서 발기가 잘 안 돼요. 아침 발기가 없어졌고, 뭔가 의욕도 좀 준 것 같아서요.

약사   아, 그러셨군요. 말씀 잘하셨어요. 그건 혈압약 때문에 그럴 수 있거든요. 그래서 불편한 점 없으신지 여쭈어보았던 거예요.

손님   그래요? 혈압약 때문에 발기가 잘 안 될 수도 있나요?

약사   혈압약과 개인에 따라 차이가 나지만 분명 발기 저하, 성욕 감퇴에 대한 임상 보고가 있습니다. 삶의 질과 연결되는 문제인 만큼 불편하다면 의사에게 말씀하시고 처방을 바꾸시는 게 좋습니다.

손님   알겠습니다. 의사 선생님과 상의해 봐야겠네요. 감사합니다.

모든 혈관은 혈액으로부터 압력을 받죠. 혈관 벽에 가해지는 압력을 혈압이라고 하며, 일반적으로 동맥 혈압을 말합니다. 혈압은 혈관 내 혈액의 양과 동맥 혈관의 신축성에 영향을 받습니다. 혈액은 심장에서 출발해 동맥, 모세 혈관, 정맥을 거쳐 다시 심장으로 돌아옵니다. 심장이 수축하면 심장에 충전되었던 혈액은 동맥으로 이동하지요. 동맥 혈액량이 증가하면서 모세 혈관 쪽으로 흘러가게 돼요. 이때 압력이 수축기 혈압이며 혈압계 높은 숫자에 해당합니다. 심장이 이완할 때는 동맥으로 혈액을 보내지 못합니다. 동맥 자체의 탄성이 작용해 혈액을 밀어내게 돼요. 이때 압력이 이완기 혈압이며 혈압계 낮은 숫자로 표시되지요. 혈압이 적당하게 유지되고 있어야 온몸 구석구석 혈액이 잘 흐를 수 있습니다. 혈압은 너무 낮아도 문제고, 너무 높아도 문제입니다. 혈압이 낮으면 특정 부위에 혈액 공급이 안 되면서 손상이 일어날 수 있습니다. 반대로 혈압이 높으면 혈관이 약해져 다양한 질환의 원인이 되지요. 혈압이 높을 때는 두통, 두중감頭重感, 어깨 결림, 이명, 현기증, 두근거림, 흉통, 답답함, 부종 등 증상이 나타나요.

요즘에는 의무적으로 건강 검진을 받기 때문에 혈압을 몰라서 방치하는 경우는 드물죠. 단, 혈압약을 복용하기 싫어서 방치하는 경우는 주변에 꽤 있습니다. 혈압은 당장은 위험해 보이지 않지만 그냥 내버려 두어서는 안 됩니다. 고혈압이 직접적인 사망 원인은 아니지만 심근경색, 뇌경색, 뇌출혈 등 혈관 질환에 가장 위험한 요소이기 때문에 반드시 조절해야 합니다. 권태정 창원 파티마 병원 심장 내과 과장은 〈경남신문〉에 기고한 글에서 "혈관이라는 것은 노출된 혈압의 정도와 기간만큼 정확히 기억해서 추후에 문제를 일으킨다."라고 말하며 혈압 조절의 중요성을 강조하기도 했습니다.

혈압은 왜 상승할까요? 혈압이 상승하는 원인은 크게 심장, 체액 증가, 혈관 수축으로 볼 수 있습니다. 우리가 통상 혈압약이라고 부르는 약들은 혈압 강하제입니다. 혈압이 상승하는 위의 세 가지 원인에 작용해서 혈압을 떨어뜨려요. 만약 혈압약을 복용 중이라면 어떤 계열인지 꼭 확인해 두어야 합니다. 각 효능에 따라 부작용과 주의 사항이 다르기 때문입니다.

일부 전문가들은 부작용을 강조하면서 혈압약을 복용하지 말라고 하는 경우가 있습니다. 생활 습관과 음식 등을 이용해서 혈압을 조절하라는 것이죠. 하지만 심혈관 질환은 언제 어디서 나타날지 모릅니

혈압약의 종류와 부작용, 주의 사항

1. 심장 압력과 박동 수를 조절하는 약

교감 신경 차단제 β-blocker : 아테놀올, 카르베딜롤 등

· 대표 부작용 기관지 수축, 우울, 수면 장애, 서맥, 발기 부전, 성욕 감퇴, 피로 등
· 주의 사항 저혈당 유발 가능성이 있으므로 당뇨 환자는 주의해서 복용해야 합니다.
기관지 천식 환자도 복용 시 주의를 요합니다.

2. 수분 배출을 증가시키는 약

이뇨제: 히드로클로로티아지드, 푸로세미드, 인다파미드, 스피로노락톤 등

· 대표 부작용 혈중 칼륨 감소, 요산 축적으로 통풍 발생 가능, 이상 지질 혈증, 당 대
사 장애, 발기 부전, 성욕 감퇴 등
· 주의 사항 수면 방해가 될 수 있으므로 저녁 복용을 피합니다. 칼륨 보충을 해 주는
것이 좋습니다. 단, 스피로노락톤은 칼륨 보충을 피합니다.

3. 혈관 이완 또는 수축을 억제하는 약

① 교감 신경 차단제 α1-blocker : 염산프라조신, 독사조신메실산 등

· 대표 부작용 두통, 빈맥, 오심, 피로 쇠약감, 기립성 저혈압 등
· 주의 사항 자세를 갑자기 바꾸지 않습니다.

② 안지오텐신 전환 효소 억제제 ACE inhibitor : 캡토프릴, 에날라프릴말레산염, 포시노
프릴나트륨 등

· 대표 부작용 마른 기침
· 주의 사항 칼륨을 많이 함유한 식품 섭취를 피하는 것이 좋습니다.

③ 안지오텐신 II 수용체 차단제 ARBs : 로사르탄칼륨, 발사르탄, 텔미사르탄, 올메사
르탄메독소밀, 이베사탄, 칸데사르탄실렉세틸 등

· 대표 부작용 두통, 어지러움, 위장 장애
· 주의 사항 칼륨을 많이 함유한 식품 섭취를 피합니다.

④ 칼슘 통로 차단제 Calcium channel blocker : 암로디핀베실산염, 니페디핀, 니카르디핀염
산염, 딜티아젬염산염, 베라파밀염산염 등

· 대표 부작용 말초 부종, 두통, 안면 홍조, 치육 증식, 심계항진, 위장 장애
· 주의 사항 자몽주스와 함께 복용하지 않습니다.

다. 그렇기 때문에 혈압약을 복용하지 말라는 것은 위험한 발상일 수 있어요.

그동안 잘못된 생활 습관이 있었다면 교정하면서 혈압이 더 오르지 않게 하는 것은 당연히 중요하죠. 하지만 가장 안전한 것은 혈압 강하제 복용을 병행하는 것입니다. 혈압약을 복용했다고 해서 앞에서 말씀드린 부작용들이 다 나타나지는 않습니다. 의사, 약사와 소통하면서 복용한다면 혈압약 복용은 두려워할 필요가 없습니다.

김진성 님 경우도 특별한 부작용 없이 혈압이 잘 조절되고 있었죠. 발기 부전과 성욕 감퇴 증상만 아니었다면 말이죠. 사실 혈압이 높으면 발기 부전이 될 가능성이 오히려 높아집니다. 음경에 있는 혈관은 가늘어 높은 혈압에 쉽게 손상될 수 있기 때문이에요. 2016년 한미약품은 혈압약 암로디핀과 발기 부전 치료 성분 타다라필(시알리스)을 복합한 아모라필이라는 약을 판매해 논란이 일기도 했는데, 식약처는 고혈압약을 먹는 환자가 발기 부전을 일으키는 경우가 많기 때문에 허가를 해 주었다고 밝혔습니다. 제약 회사에서 약을 개발할 정도라면 수요가 많이 있다는 것이죠.

고혈압으로 발기 부전이 되는 경우는 오랜 기간 혈압 조절에 문제가 있었을 때가 많습니다. 하지만 고혈압 조절 기간이 짧은 경우에는 혈압보다는 복용하는 약물을 의심해 볼 필요가 있어요. 앞에서 살펴보았듯 심장 압력을 낮추는 베타 차단제$^{β\text{-blocker}}$나 체액을 줄이는 이뇨제는 음경까지 가는 혈류량을 줄여 발기 부전이나 성욕 감퇴 등 부작용이 나타날 수 있습니다.

그렇다면 다른 혈압약은 어떨까요? 다수 보고된 상황은 아니지만 예상치 못하게 발기 부전이 일어나는 약들도 있습니다. 칼슘 통로 차단제인 암로디핀베실산염노바스크은 널리 사용되고 있는 혈압약 중 하나입니다. 부종이나 두통, 안면 홍조 등 부작용이 알려져 있는데, 일부 환자에게서 발기 부전 부작용도 나타나고 있습니다. 한 전문가는 암로디핀베실산염 10mg를 사용할 경우 발기 부전이 일어날 가능성이 높아진다고 주장하기도 했어요. 칼슘 통로 차단제뿐 아니라 부작용이 적다는 ARBs 제제도 발기 부전 부작용이 있다고 합니다. 혈압약을 많이 취급하는 동료 약사의 말에 의하면 2개월에 한 번 정도는 부작용 환자와 상담을 하고 있다고 해요. 적은 빈도는 아니지요. 발기 부전은 다른 부작용과 달리 남성들이 쉽게 말하기 힘든 증상이라 상담이 잘 이루어지지 않는 경향이 있지만, 꼭 의사나 약사와 상담을 해야 합니다.

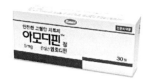

칼슘 채널 차단제 혈압약 아모디핀정

발기 부전이나 성욕 감퇴는 남성 삶의 질에 직접적인 영향을 미칩니다. 2019년 〈중앙일보〉에 이런 기사가 실렸습니다.

"이화여대 간호 대학의 연구〈성인 간호 학회지〉, 2003에 따르면 배우자와의 성생활에 만족하는 남성의 삶의 질 점수는 14.7점 만점에 평균 11.69점으로, 월수입이 400만 원 이상인 경우11.37점나, 자녀의 성장에 만족하는 경우10.88점 보다 높았다. 반면 우울 점수점수가 높을수록 우울는 성생활에 만족하지 않는 남성이 10.76점으로 만족하는 남성6.45점이나 평균8.98점 보다 눈에 띄게 높았다."

즉, 남성 성기능은 그 자체가 삶의 질을 결정하는 핵심 요소로 작용한다는 것이죠. 이런 점에서 오랜 기간 꾸준히 복용해야 하는 혈압약이 발기 부전 부작용을 일으킬 수 있다는 것은 꼭 확인할 필요가 있습니다. 사람에 따라 혈압약 효과가 다르듯 부작용도 다를 수 있습니다. 만약 혈압약을 처음 드시는 경우라면 복용 후 반응을 반드시 의사나 약사와 상의해 주세요. 내 몸에 가장 잘 맞는 혈압약을 찾는 것이 곧 심혈관을 예방하는 것뿐 아니라, 삶의 질을 유지하는 길이기도 하니까요.

원인 모를 피곤은
갑상샘 호르몬제를 의심해 보세요

손님   약사님 피로 푸는 데 도움이 되는, 뭐 좋은 약 없어요?

김정환 님은 가끔 약국에 오시는데, 요즘 들어 특히 피로감을 많이
호소했습니다. 그렇지 않아도 근황이 궁금했던 차에 직접 상담을
요청해 주셨네요.

약사   드시고 계신 보충제는 없나요? 요즘 많이 피곤해 보이시더라고
요? 무슨 일 있으세요?

손님   특별한 일은 없는데, 만성 피로인가? 하여간 방송에서 선전 나
오는 거 먹어 보아도 별 소용이 없더라고! 꾸준하게 먹을 수 있
는 뭐 좋은 거 줘 봐요.

약사   특별히 더 피곤할 일도 없는데 왜 이리 지쳐 보이실까요? 혹시
피곤한 거 말고 다른 불편한 증상은 없으세요?

손님   다른 증상이랄 것이 더 있나? 그냥 피곤한데……. 그러고 보니
요즘 금방 지치는 거 같고, 가슴도 두근거리고 가끔 잠도 잘 안

오는 것 같네.

약사 혹시 다른 약 드시는 건 없으세요?

손님 별다른 건 없고, 갑상샘 호르몬제는 계속 먹고 있어요. 내가 갑상샘 수술을 했잖아.

약사 아……, 김정환 님 혹시 검진을 받으신 지는 얼마나 되셨어요?

손님 뭐, 피 검사를 한 지는 한참 됐지. 요 몇 번 바빠서 약 처방만 받고 왔으니까.

약사 그래요? 그럼 병원에 가서서 다시 검사를 받아 보세요. 아무래도 갑상샘 호르몬 농도 조절이 잘 안 되는 거 같아요.

손님 그래? 계속 먹던 약이랑 똑같은데, 이게 문제가 될 때도 있나?

약사 그럼요, 몸 상태에 따라 필요 호르몬 농도가 변하기도 하거든요. 피로감, 불면, 가슴 두근거림 등은 갑상샘 호르몬 제제 부작용일 수 있어요. 지금 증상이 전에 갑상샘 때문에 힘들 때랑 비슷하지 않으세요?

손님 글쎄, 그런 것 같기도 하네……. 병원에 가 봐야겠네요. 고마워요.

며칠 후 김정환 님은 다시 약국에 방문하셨습니다. 검진 결과 갑상샘 호르몬제 용량을 조금 조절했다고 하시네요. 이후 피로감 등이 개선되어 지금은 평소와 같은 컨디션을 유지하고 있다고 말씀해 주셨습니다.

건강 보험 심사 평가원은 2018년 갑상샘 항진증으로 진료를 받은 사람은 25만 362명, 기능 저하증은 52만 1,102명, 갑상샘 암은 35만

4,118명이라며 갑상샘 관련 질환 진료 환자가 112만 5,000여 명에 달한다고 발표했습니다. 그중에서도 여성, 특히 30대 여성 발병률이 높은 것으로 드러나 남성보다 여성이 갑상샘 질환에 주의해야 한다고 경고했습니다. 해마다 조금씩 진료 인원은 줄고 있지만, 그래도 많은 사람들이 갑상샘 질환에 고통을 받고 있지요.

갑상샘 호르몬은 갑상샘에서 분비되며 다음과 같은 네 가지 중요한 기능을 수행합니다.

- 신체 대사율을 상승시키고 열을 발생시킨다.
- 교감 신경을 활성화시킨다.
- 심혈관계에 작용해서 심장 박동을 촉진하고, 수축력을 증가시켜 혈액 순환을 왕성하게 한다.
- 성장 호르몬 등에 작용해 성장 발달을 돕고 손상된 조직을 회복하며 신경계를 활성화한다.

이처럼 갑상샘 호르몬은 중요한 역할을 하는데 분비에 문제가 생기면 몸에 여러 이상 증상이 나타납니다. 호르몬이 과잉 분비가 되면 가슴이 두근거리거나 불안증과 불면이 생기며 체중이 줄어듭니다. 또 먹어도 배가 고프며 설사, 손떨림 등 증상이 생깁니다. 반면 호르몬이 적게 분비가 되면 몸이 붓고 체중이 늘며 추위를 탑니다. 무기력, 근육 강직, 탈모 등 증상도 나타나죠. 갑상샘 항진증의 경우 약물이나 갑상샘 절제 요법 등을 사용하고, 저하증의 경우 합성 갑상샘 호르몬제를 복용합니다.

갑상샘 호르몬이 최초로 정제된 것은 1914년이고, 1927년 레보티록신이 최초로 합성되어 지금까지 사용되고 있으니 갑상샘 호르몬제의 역사는 정말 오래되었다고 볼 수 있겠죠. 오랜 기간 사용된 만큼 사용법, 효능, 부작용 등이 아주 자세히 알려져 있습니다. 비교적 안심하고 써도 된다는 뜻이죠. 어떤 사람들은 합성 호르몬제의 부작용을 강조하면서 아이오딘 복용 등 영양 요법 등으로 갑상샘 질환을 이겨 내는 것이 가장 안전한 치료법이라고 강조하지만, 그것은 일부에만 해당하는 방법입니다. 더군다나 우리나라 식단의 경우 아이오딘 함량이 높기 때문에 아이오딘 부족으로 오는 갑상샘 기능 저하증은 거의 없다고 합니다. 만약 갑상샘 기능 이상이 의심된다면 이런저런 방법을 사용하지 말고 병원에 방문하셔서 검사를 받으시기 바랍니다.

갑상샘 호르몬은 아주 적은 농도 차이로도 몸에 큰 변화를 일으킵니다. 미국의 기상학자 로렌즈는 "브라질에서 나비가 한 작은 날갯짓이 텍사스에 토네이도를 일으킬 수 있다."라는 나비 효과 이론을 이야기했죠. 사소한 것처럼 보이는 작은 조건 변화가 결과에 큰 영향을 미칠 수 있음을 보여 주는 예입니다. 우리 몸도 마찬가지입니다. 갑상샘 호르몬 변화 때문에 건강에 큰 영향을 받을 수 있지요.

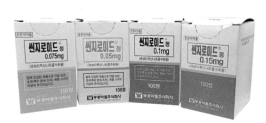

다양한 용량으로 출시되는 씬지로이드

갑상샘 호르몬 농도를 조절하는 약물들은 다양한 용량으로 출시되어 있습니다. 가장 많이 사용되는 씬지로이드^{부광약품}는 레보티록신 나트륨수화물 0.025mg부터 0.0375mg, 0.05mg, 0.075mg, 0.1mg, 0.112mg, 0.15mg, 0.2mg까지 총 여덟 개 용량 라인업을 갖추고 있습니다. 보다 세밀하고 정확한 조절을 통해 부작용을 최소화하고 효과를 극대화하기 위해서지요. 갑상샘 호르몬제는 반드시 공복에 복용하도록 권유하고 있습니다. 또 일정 시간에 복용하는 것이 좋은데, 특히 아침 식전 1시간을 가장 추천합니다. 이렇게 공복에 복용을 권장하는 이유는 음식물이 갑상샘 호르몬제 흡수에 영향을 주기 때문입니다. 씬지로이드 홈페이지_{www.synthyroid.com}에는 레보티록신과 음식의 상호 작용이 다음과 같이 나와 있습니다.

"콩가루, 목화씨, 호두 같은 식이 섬유나 자몽주스 같은 음료는 씬지로이드 흡수를 방해하므로 주성분인 레보티록신의 효과를 감소시킬 수 있다. 이런 음식을 복용하는 경우에는 의사에게 알려 씬지로이드 복용량을 조절할 필요가 있다."

꼭 콩가루 등이 아니더라도 많은 식물성 음식에는 식이 섬유가 들어 있고, 따라서 갑상샘 호르몬제는 음식과 반드시 간격을 두고 복용해야 합니다. 갑상샘 호르몬의 흡수는 영양 보충제나 약 성분과도 관계가 많습니다. 씬지로이드 홈페이지에 나온 내용을 이어서 보지요.

"철분과 칼슘 보충제, 그리고 제산제 등은 레보티록신 흡수를 낮출 수 있다. 따라서 씬지로이드를 복용할 때는 이런 제제와 4시간 정도 시간 간격을 두어야 한다."

약학 정보원에 나온 내용도 살펴볼게요.

"콜레스티라민, 철분 제제, 알루미늄 함유 제산제와 병용 투여 시 이 약의 흡수가 지연 또는 감소될 수 있으므로 투여 간격에 주의하여 신중히 투여한다."

철분이나 칼슘 등 미네랄 성분은 종합 비타민뿐 아니라 다양한 보충제에 들어 있고, 제산제도 다양한 약 처방에 함유되는 경우가 많아 갑상샘 호르몬제는 반드시 단독으로 복용해야 합니다.

간혹 공복에 복용해야 한다고 말씀을 드리면 위장 장애가 있다고 싫어하시는 경우가 있습니다. 하지만 레보티록신 부작용을 살펴보면 위장 자극은 나와 있지 않아요. 다만, 고용량 복용 시 교감 신경 작용이 강해지기 때문에 복통이나 메스꺼움, 입맛이 떨어지는 증상이 생길 수는 있습니다. 이것은 위염과 같은 직접적인 위장 부작용이 아니기 때문에 식사 후 복용한다 해도 증상 완화가 되지 않습니다. 또 정제 자체가 위 점막을 자극해 약제성 식도염, 위염 등을 유발할 수 있으므로 200mL 이상 충분한 물과 함께 복용해야 하고, 이상 증상이 있을 경우 식도염이나 위염 치료를 별도로 받아야 합니다.

그리고 보다 중요한 것 하나. 몸 상태에 따라 필요한 갑상샘 호르몬 농도가 달라질 수 있다는 것입니다. 처음 검사를 하고 적정 용량을 처방받았다고 하더라도 시간이 지나면 필요 농도가 달라져 갑상샘 항진증 또는 갑상샘 저하증과 같은 증상이 나타날 수 있습니다.

김정환 님이 이런 경우에 해당합니다. 오랜 기간 동안 검사를 받지 않고 같은 호르몬 용량으로 복용하면서 갑상샘 호르몬 농도가 높아져 항진증과 같은 증상이 나타났던 것입니다. 이런 증상이 나타났을 때는 휴식을 취한다고 해서 나아지지 않습니다. 보충제나 한약 제제 등을 복용한다 해도 마찬가지입니다. 호르몬제 농도를 조절하는 것이 가장 효과적인 방법이죠. 전문가들은 갑상샘 호르몬제를 복용하는 경우 6개월에서 1년에 한 번씩은 정기 혈액 검사를 받을 것을 권장하고 있어요.

특별한 이유가 없는데 피로감이나 무기력증 때문에 고생하신다고요? 이런저런 보충제를 드셔도, 휴식을 취해도 개선되지 않는다고요? 그럼 복용 중인 갑상샘 호르몬제 농도를 의심해 보세요.

잇몸 붓는 것이
혈압약 때문이라고요?

손님   약사님, 소염제랑 진통제 좀 주세요.

약사   김효남 님, 아직도 잇몸이 부어 있나요?

손님   네, 잘 가라앉지 않네요.

약사   치과에 방문하시라니까요. 치아와 잇몸 상태를 점검하셔야 해요.

손님   요즘 좀 바빠서요. 일단 급한 일이 끝나면 치과 갈 거예요. 일단
며칠 버텨야 하니까 약을 주세요..

김효남 님은 40대 후반 남성으로 평소 건강을 자신하고 있었습니
다. 그 나이대 직장인이 대개 그렇듯 잦은 술자리와 과도한 업무가
항상 따라다니고 있지요. 몇 년 전 건강 검진에서 혈압이 높게 나
왔을 때 '드디어 올 것이 왔구나!'라고 생각했지만 약을 먹기 싫어
버텼는데, 올해 초 건강 검진에서 혈압이 너무 높게 나와 재검을
받고 약을 복용 중이셨습니다.

약사   그나저나, 요즘에도 술 약속 많이 있으세요?

손님   아뇨, 혈압 높다고 해서 약속을 줄였지요.

약사   스트레스가 많은 건 아니시고요?

손님   뭐, 이 정도도 안 받고 사는 사람이 있나요? 직장인들이 다 그렇죠.

조금 이상해서 잇몸을 다시 관찰해 보았더니, 부어 있는 것이 아니라 조금 자라 있는 것 같았습니다.

약사   김효남 님, 잇몸을 보니 그냥 부어 있는 게 아닌 것 같은데요? 오히려 조금 자라난 거 같아요. 혹시 지난번 처방받은 혈압약이 무엇인가요?

손님   아, 그게 뭐더라. 혈압약으로 제일 유명한 거라고 하던데……. 아, 생각났다. 노바스크예요.

약사   그래요? 지금 드신 지 얼마나 됐지요?

손님   올 초에 처방받았으니까, 한 6개월 정도 되었네요.

약사   그렇다면 혈압약 때문에 잇몸에 문제가 생겼을 수 있어요. 소염제 등은 복용하지 마시고 치과에 빨리 방문해 보세요. 만약 혈압약 때문이라면 해당 병원에 가서 혈압약을 다른 계열로 바꾸셔야 합니다.

손님   혈압약 때문에 잇몸이 붓는다고요?

약사   정확히 말하면 붓는 게 아니라 증식하는 거예요.

손님   증식이라면, 잇몸이 자란다는 말이에요?

약사   네.

건강 보험 심사 평가원 자료에 따르면 치주 질환 환자가 2017년 기준으로 1,500만 명을 넘겼다고 합니다. 이는 급성 기관지염 환자와 비슷한 수치이며 알레르기 비염 환자의 2배에 달합니다. 특히 치주염 환자는 매년 증가하고 있어서 2013년 이후 5년 만에 약 70%가 증가할 정도로 흔한 질병입니다. 감기만큼 흔하다고 할 정도예요.

보통 치주 질환의 원인은 칫솔질로 제거되지 않은 플라그^{치태}입니다. 플라그는 세균막으로, 다양한 성분들과 결합해 단단해지면 치석이 되는데 이게 잇몸에 염증을 유발하게 되죠. 정확한 칫솔질과 정기적인 스케일링, 치실, 치간 칫솔 사용 등이 잇몸 질환 예방에 가장 좋은 방법입니다.

하지만 약물에 의해서도 잇몸 질환이 생길 수 있다는 사실을 알고 계셨나요? 정확한 병명은 잇몸 과증식^{치육 증식}입니다. 잇몸이 이상 증식을 하는 것이죠. 원인은 잘 알려져 있지 않습니다. 잇몸 과증식은 처음에는 증상이 없으나 오래되면 출혈, 부종, 통증 등을 유발하며, 심하면 치아 골격이 망가지게 된다고 합니다. 염증이 생기는 과정에 이르면 흔한 잇몸 염증으로 판단해서 치료 시기를 놓칠 수 있기 때문에 주의가 필요한 것이죠.

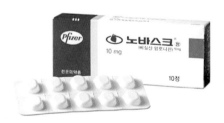

치육 증식 부작용이 있는 혈압약

김효남 님 역시 암로디핀을 드시면서 잇몸 증식이 일어난 상황입니다. 별 증상이 없다가 잇몸이 붓고 아프니까 그냥 단순한 잇몸 질환 정도로 생각한 것이죠.

+ DRUG INFORMATION

잇몸 과증식을 유발하는 약물

약 종류	성분	유병률
항경련제	페니토인	0~84%(평균 50%)
면역 억제제	사이클로스포린	25~50%
혈압약	칼슘 통로 차단제	5% 이하
	니페디핀	6.3~43.6%
	암로디핀	1.3~3.3%

그럼 혈압약을 먹었을 때 왜 잇몸 과증식이 일어날까요? 아직 정확하게 알려지지는 않았습니다만, 치은염을 갖고 있거나 플라그가 많은 사람이 혈압약을 복용하면 잇몸 주위에 약물이 고농도로 농축될 수 있습니다. 혈압약이 칼슘 통로 차단제 역할을 하기 때문이죠. 이 농축된 성분이 결합 조직과 세포 인자에 복잡하게 관여해서 잇몸이 자라나게 하는 것으로 추측하고 있습니다. 가톨릭대학교 의과대학 이성진 등은 「장기간 암로디핀 복용 후 발생한 심한 잇몸 과증식 1예」에서 약제에 의한 잇몸 과증식은 약제 종류와 관계없이 유사하게 나타난다고 했고, 가장 중요한 인자는 치태의 존재와 청결하지 못한 구강 상태에 따른 치은염이라고 말하고 있습니다. 즉, 잇몸 과증

식을 예방하는 가장 좋은 방법은 치태를 제거하는 칫솔질과 치간 칫솔, 치실의 사용, 정기적인 스케일링이라고 보면 됩니다. 특히 앞의 약들을 복용하는 환자들이라면 더욱더 주의해야겠지요.

잇몸 과증식이 일어나면, 다른 약물로 대체가 가능한 경우에만 약물을 중단합니다. 대체가 불가능하다면 해당 약물을 계속 복용하면서 잇몸 관리를 받습니다. 보통 약물 중단 후 1~8주 이내에 호전된다고 합니다. 물론 약물 중단 후 치과에서 잇몸 치료를 병행해야 하죠. 만약 약물 중단 후에도 호전되지 않는다면 잇몸을 잘라 내는 시술을 해야 할 수도 있습니다.

잇몸 과증식의 원인은 약제 복용 말고도 임신, 사춘기에 맞는 급격한 호르몬 변화, 급성 골수성 백혈병, 림프종, 비타민C 부족 등 여러 가지 원인으로 발생할 수 있습니다. 본인이 판단할 수 없는 잇몸 질환이 발생한다면 반드시 치과 검진을 받아 보셔야 합니다. 물론 가장 중요한 것은 구강 청결을 유지하는 것이 되겠죠.

비염 때문에 코 세척을 했더니
중이염이 왔다고요?

오랜만에 방문하신 민서 어머님이 상기된 표정으로 약국에 들어오
셨습니다.

손님 약사님, 안녕하세요. 혹시 코 세척을 하는 것과 중이염이 서로
연관이 있나요?

민서는 계절성 비염이 있었는데, 환절기에는 어머님과 함께 약국
에 자주 왔던 아이였어요. 코 세척법을 사용하고 나서부터 병원 방
문이 많이 줄었지요.

약사 그럴 수도 있어요.

손님 그래요? 비염, 축농증이 있을 때는 코 세척을 하는 게 좋다고 하
셨잖아요?

약사 맞아요. 코 세척은 아주 효과적인 예방 및 치료 보조 방법으로
널리 쓰이고 있어요.

손님 그런데 중이염이 생긴다면 좀 위험한 거 아닌가요?

코 세척을 권해 드린 저에게 원망의 눈빛을 보내시며 민서 어머님
은 말씀하셨습니다.

약사 경우에 따라서 그럴 수 있다는 거예요. 항상 그런 건 아니죠. 사
용법을 잘 지키지 못하면 합병증이 생길 수 있어요.

손님 코 세척이 그냥 코안에 식염수를 넣고 흘려주면 되는 거 아닌
가요?

약사 일부는 맞지만 일부는 틀려요. 식염수가 이관 쪽으로 흘러 들어
가지 않도록 사용해야 하거든요.

손님 이관이요?

환절기 기간에는 기온 차에 의해 감기에 잘 걸리기도 하지만 꽃가
루나 먼지 등이 날려 알레르기 비염이 유발되기도 합니다. 이런 증상
들을 효과적으로 예방하려면 마스크 착용과 코 세척, 손 씻기가 중요
하죠.

특히 알레르기 물질이 비강 점막을 자극하는 알레르기 비염이나,
축농증 등 비강에 분비물이 정체되어 나타나는 증상에는 코 세척이
아주 효과가 좋습니다. 이미 많은 전문가들이 코 세척이 좋은 점을
방송이나 SNS 등을 통해 이야기하고 있죠. 이에 필요한 다양한 기구
를 사용하는 방법도 자세히 설명해 주고 있고요.

코 세척을 식염수로 한다는 것은 다들 알고 계시죠? 식염수는 소

금, 즉 염화 나트륨을 정제수에 녹인 것이죠. 이때 중요한 것은 농도입니다. 1L의 물에 소금을 0.9g 넣어야 하죠. 즉, 0.9% 염화 나트륨 수용액이 생리 식염수입니다. 농도를 맞추는 이유는 삼투 현상 때문입니다. 김장할 때 배추를 소금에 절이는 것을 생각해 보시면 쉬워요. 배추를 그냥 물에 담가 놓는 것이 아니라 소금을 잔뜩 푼 물에다 얼마간 넣어 놓죠. 그래야 배추 안에 있는 물이 쪽 빠져나오면서 배추 숨이 죽습니다. 그냥 물에다 담가 놓으면 오히려 배추가 물을 빨아들이게 돼요. 물 먹은 배추가 되죠.

코안도 마찬가지입니다. 0.9%보다 낮은 농도의 소금물을 사용하면 점막이 물을 먹어 부풀게 됩니다. 코는 더 막히고 통증도 생기죠. 그럼 0.9%보다 높은 농도의 소금물을 사용하면 어떻게 될까요? 점막 안의 물을 빼앗아 오게 됩니다. 점막은 수분을 빼앗기면서 붓기가 가라앉고 코 막힘이 덜해집니다.

이 원리를 이용한 일반 의약품이 바로 페스내추럴비강 분무액^{한독약품}입니다. 코 점막이 부어 코가 막혔을 때 사용하면 좋지만, 염증성 상태나 점막이 건조되어 있는 상황에서는 오히려 자극이 심해질 수 있어요. 우

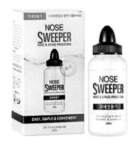

1회용으로 청결하게 코 세척을 할 수 있는 노즈스위퍼

리가 원하는 것은 자극 없이 코를 씻는 것이기 때문에 0.9% 농도를 맞춘 소금물, 즉 생리 식염수를 사용하는 것이 가장 좋습니다. 요즘에는 1회용 식염 가루를 이용해 일정 용기에 녹여 사용하는 경우도 많은데요. 이때 물의 양을 잘 조절해야 정확한 농도를 맞출 수 있습니다.

식염수 온도도 중요합니다. 식염수 온도가 너무 낮으면 점막에 강한 자극을 주기 때문에 매우 아플 수 있습니다. 개봉한 식염수를 오래 보관하고 싶어 냉장고에 넣었다가 사용하기도 하는데 이 방법은 그리 유익하지 않습니다. 개봉된 식염수를 냉장고에 보관한다고 해도 세균 번식을 막는 것은 아니기 때문입니다. 그냥 1회 세척에는 1회 사용할 만큼 식염수를 사용하는 것이 가장 안전합니다. 물의 온도가 너무 낮다면 따뜻하게 데워 사용하시는 것도 잊지 말아 주세요.

이런 점들보다 더 중요한 것이 바로 이관耳管, 즉 귓속에 있는 관으로 식염수가 흘러 들어가지 않아야 한다는 것입니다. 고막과 달팽이관 사이를 중이라고 하는데 이곳에는 유스타키오관이라는 관이 존재합니다. 이것이 이관이에요. 이관은 고막이라는 얇은 막을 보호하기 위한 장치입니다.

고막을 기준으로 보면 귓바퀴 쪽 외이外耳는 대기압의 영향을 받습니다. 만약 기압이 낮아지거나 높아지면 고막이 과도하게 팽창되어 찢어지게 됩니다. 그 전에 아주 심한 통증이 생기겠죠. 이때 이관이 열리면서 고막 안쪽 압력을 조절해 고막 이상 팽창을 막습니다. 이관은 평상시에는 닫혀 있다가 음식을 씹거나 삼킬 때 또는 하품을 할 때 열립니다. 비행기 이착륙 때 귀가 아프면 껌을 씹거나 음식을 삼키라고 말하는 것은 이관을 열어 압력을 조절하기 위해서 그런 것입니다.

코 세정을 할 때는 이 점을 꼭 고려해야 합니다. 식염수를 코안에 넣게 되면 비강을 지나 인후로 넘어갈 수 있는데 이때 이관이 열려 있으면 중이 쪽으로 식염수가 들어갈 수 있습니다. 만약 식염수를 삼킨다면 그 상태는 더 심해지겠죠.

코안에는 많은 세균이 존재하기 때문에 식염수가 이관으로 들어가면 세균 감염이 일어날 수 있습니다. 이것을 막기 위해 코 세척을 할 때 고개를 옆으로 기울여 식염수가 인후로 넘어가지 않게 자세를 취해야 합니다.

또 입으로 '아~' 하면서 소리를 내면 이관을 닫을 수 있어 더욱 좋겠죠. 식염수를 코안에 넣을 때 압력을 적당하게 조절하는 것도 중요합니다. 강한 세척 압력은 중이에 압력을 증가시킬 수 있기 때문입니다. 이와 같은 증상은 이관이 발달하지 않은 영유아, 소아에게 더 자주 나타날 수 있으므로 의사의 별도 지시가 없는 한 코 세척은 1일 1~2회 정도 하는 것이 좋습니다.

만약 오래된 식염수 또는 오염된 식염 가루, 깨끗하지 않은 물을 사용하게 되면 세균 감염을 더욱 심하게 만들 수 있습니다. 식염수는 개봉한 뒤 최대한 빠르게 사용해야 하며, 식염 가루는 사용 직전 개봉해서 사용하는 것이 좋습니다. 또 중이염 등 귓병이 걸린 상태에서는 코 세척을 하면 안 됩니다.

좋을 것만 같았던 코 세척도 경우에 따라서는 부작용을 유발할 수 있다는 점, 꼭 기억해 주세요.

07

정말 무서운
항생제 알레르기

약사 박나리 님, 안녕하세요. 오늘 처방에는 항생제가 빠져 있네요. 많이 좋아지셨어요?

박나리 님은 기관지염으로 인해 약을 복용 중입니다. 일주일 정도 약을 썼는데도 특별히 호전 반응이 나타나지 않았는데, 세파클러로 약을 바꾼 뒤 재방문 때 약이 빠져 있었어요.

손님 모르는 말씀 마세요. 그 약 먹고 과민 반응이 나타나서 큰일 날 뻔했어요. 응급실 다녀왔다니까요.

본래 박나리 님은 아목시실린에 알레르기가 있던 환자였습니다. 아마도 교차 과민 반응이 나타난 모양입니다.

약사 에고, 그래서 약 드리면서 주의해야 한다고 말씀을 드렸는데, 진짜 나타났네요. 많이 놀라셨겠어요.

손님　그래도 약사님이 말씀을 해 주셔서 증상을 아니까, 반응 나타나
　　　자마자 응급실로 갔지요. 다행히 별일 없이 회복되었어요. 병원
　　　에서는 일단 항생제 없이 약을 복용해 보자고 하시더라고요.

약사　네, 고생하셨어요.

　과학 전문 작가인 사토 겐타로는 『세계사를 바꾼 10가지 약』에서
페니실린을 "세계사를 바꾼, 평범하지만 위대한 약"이라고 평가했습
니다. 페니실린은 20세기를 빛낸 위대한 발명품 중 하나라고 볼 수
있죠. 제2차 세계 대전에서 수많은 군인의 목숨을 구해 마법의 탄환
이라고 불리기도 했고, 전쟁의 판세를 뒤엎은 노르망디 상륙 작전 때
페니실린 주사가 공급된다는 소식만으로도 군인들의 사기가 크게 상
승해 연합군 승리에 공헌을 했다고도 합니다. 정말 세계사를 바꾼 약
이라 불릴 만하네요.

　페니실린을 시작으로 1900년대 중·후반은 항생제 전성시대를 열
게 됩니다. 주사제만 있었던 항생제가 복용약과 바를 수 있는 제제로
까지 다양화되면서 치료가 어렵던 폐렴, 수막염 등 다양한 질병들을
이겨 낼 수 있었습니다.

　하지만 과유불급일까요? 기적 같은 효과를 보였던 항생제를 남용
하게 되면서 여러 가지 부작용이 나타나기 시작했습니다. 항생제는
장내 세균을 손상시켜 설사를 일으키고 면역 체계를 교란하거나, 신
체 조직을 직접적으로 손상시키기도 합니다. 가장 문제가 되고 있는
것은 역시 항생제 내성입니다. 세계 보건 기구WHO는 2020년 "슈퍼 박
테리아를 막을 수 있는 항생제는 사실상 없다."라고 발표하기도 했는

데요. 항생제의 개발 속도보다 세균의 진화 속도가 더욱 빨라 따라잡기 어렵다는 뜻입니다. 바야흐로 세균의 역습이 본격화되고 있는 셈입니다. 과연 인간은 다시 병원균을 따라잡을 수 있을까요?

사실 가장 무서운 항생제 부작용이 있는데, 그것은 바로 과민 반응입니다. 하지만 항생제 과민 반응이 얼마나 발생하는지 확실히 알려지지는 않았습니다.

가톨릭대학교 의과대학 허재균은 「소아에서 흔히 사용되는 항생제에 의한 과민 반응」에서 "입원 환자 중 항생제 유해 반응의 빈도가 42~53%에 이른다."라고 언급했고 킴벌리 블루멘샬 등은 「항생제 알레르기 Antibiotic allergy」에서 "약물 과민 반응은 인구의 8% 정도로 보고되어 있다."라고 했어요.

대부분의 약물들은 우리 몸에서 만들어지지 않는 이물질입니다. 만약 이 성분들이 흡수되어 혈액이나 조직에 머물게 되면 우리 면역체는 이를 침입자로 보고 제거하려고 합니다. 이 반응이 과도하게 나타나는 것이 과민 반응입니다. 인체에 그다지 큰 해가 되지 않는 물질인데 너무 과하게 반응하는 것이에요. 과민 반응은 어떤 면역체가 작용하는가에 따라 네 가지 형태로 나뉘고, 작용 시간에 따라서는 즉시형과 지연형으로 나뉩니다.

약물 과민 반응 중 가장 대표적이고 위험한 것은 제1형 즉시형 과민 반응입니다. 제1형은 B세포에 알레르기 원인 물질인 약물이 결합한 뒤, 면역글로불린E IgE, immunoglobulin E가 생성되고, IgE가 비만 세포에 결합해 히스타민이 과도하게 분비되면서 발생합니다. 아토피, 천식, 비염 등도 여기에 속해요. 증상 유발 시간은 20분 이내로 빠르기 때문에 즉시형 과민 반응이라고 불립니다. 약을 복용한 뒤 어느 부위에서 발생하느냐에 따라 증상이 달리 나타날 수 있습니다. 위장관에서 발생하면 구토·설사, 코 점막에서 발생하면 콧물·재채기, 기관지에서 발생하면 천식, 피부에서 발생하면 홍조·가려움·발진 등이 유발되죠.

가장 위험한 것은 혈관을 타고 전신으로 유발되는 아나필락시스성 쇼크입니다. 혈관을 과도하게 확장하고 물이 혈관 밖으로 빠져나가게 만드는데, 특히 기도 부종과 기관기 수축으로 인해 호흡 곤란이 나타날 수 있습니다. 미국에서만 해마다 약 300명이 급성 아나필락시스로 사망한다고 할 정도입니다. 생명을 위협할 수 있기 때문에 증상이 유발되면 빠른 처치를 위해 바로 응급실로 가야 합니다.

항체 면역글로불린G^{IgG}나 면역글로불린M^{IgM}이 관여하는 것도 있습니다. 제2형 과민 반응으로 불리며, 역시 즉시형입니다. 혈액형이 맞지 않은 사람에게 수혈한 뒤 나타나는 반응이라고 생각하면 이해하기 쉬울 듯하네요. 약물이 적혈구나 혈소판에 달라붙어 파괴하기 때문에 빈혈이나 혈소판 감소증을 일으킵니다.

항생제에 의한 지연형 과민 반응은 즉시형보다 많지는 않습니다. 제4형 과민 반응은 주로 피부를 침범하고 노출 후 약 48~72시간 후에 반응이 나타나기 때문에 지연형 과민 반응이라고 합니다. 항원이 감작된 T 림프구와 반응했을 때, 이 림프구들은 노출된 부위에 다른 백혈구들을 불러들이는 염증과 독성 물질을 방출해 조직 손상을 유발합니다. 제4형으로 분류되면 T세포에 의한 과민 반응입니다. 보통 1~3일 사이에 나타나기 때문에 지연형이라고 불리죠. 옻나무·화장품 등에 의한 알레르기 반응, 조직 이식 거부 반응 등이 여기에 속합니다. 항생제에 직접적인 영향을 주기보다는 T세포가 항생제를 외부 인자로 인식해서 면역 반응을 일으킵니다. 이때 가려움, 홍조, 조직 손상 등 증상이 나타납니다.

모든 항생제가 약물 알레르기 반응을 유발할 수 있지만, 그중에서도 페니실린계가 가장 많은 발현율을 보이는 것으로 알려져 있습니다. 특히 아목시실린, 아목시실린-클라불란산칼륨 복합제는 비염, 기관지염, 중이염 등 호흡기계 질환뿐 아니라 요도염 같은 비뇨기계, 화농성 피부염이나 헬리코박터 제균 요법까지 매우 광범위하게 사용되기 때문에 더욱 주의가 필요합니다.

해당 약물에 알레르기 반응이 있다면 구조가 유사한 다른 약물에도 반응할 수 있음을 기억해 두어야 합니다. 페니실린계에 알레르기가 있는 경우 세파클러, 세파드록실, 세프포독심 같은 세팔로스포린계로도 유발될 수 있습니다. 보통 약 3~7% 정도가 교차 알레르기를 일으키는 것으로 알려져 있습니다. 따라서 한 가지 항생제에 알레르기가 유발되었다면 다른 유사 계열 약물에도 발현될 수 있음을 꼭 기억해 두셔야 합니다. 박나리 님의 경우에도 페니실린계 알레르기 기왕력이 있었던 환자였는데, 세팔로스포린계 약물인 세파클러를 드시고 다시 증상이 나타난 것이죠. 단, 세팔로스포린계는 발진이 주반응이고 아나필락시스 유발률은 현저히 적기 때문에 크게 걱정할 상황은 아니었습니다.

항생제 알레르기 반응이 나타나는 것을 느꼈을 때는 빠르게 병원에 가는 것이 가장 효과적인 대응입니다. 상황에 따라 혈관을 수축시키는 교감 신경 약물이나 항히스타민제, 부신 피질 호르몬제 등을 빠르게 투여해야 합니다. 치료를 빨리 받을수록 증상 완화에 도움이 된다는 것을 기억해 주세요. 강조해서 말씀드리지만 증상이 나타난다면 주저 없이 병원에 가서야 합니다.

같은 성분이라도 제형에 따라 과민 반응이 발현하는 비율이 10배 넘게 차이를 보이기 때문에 입원 환자 등 혈관으로 직접 약물을 투여하는 경우 반드시 피부에 소량을 접촉하는 알레르기 테스트를 먼저 하도록 되어 있습니다. 하지만 경구로 복용하는 경우 이런 테스트를 거치지 않기 때문에 환자가 알고 있지 못한다면 의사나 약사 또한 알 방법이 없습니다. 즉시형 반응은 알레르기 반응 전력이 있는 경우 다시 나타나기 쉽기 때문에 진료나 약을 받을 때 꼭 말씀해 주서야 합니다. 또 연령대가 29~49세인 경우, 여성인 경우, 아토피 등 면역 과민 반응이 있는 경우, 오랜 기간 항생제 치료를 받은 경우 등 항생제 과민 반응 위험 인자가 있다면 항생제를 복용할 때 몸에서 나타나는 반응에 많은 주의를 기울여야 합니다.

가장 좋은 예방법은 어떤 약물에 알레르기 유발이 있었다면, 그 약물을 꼭 기억해 두고 피하는 것입니다. 혹시 약을 복용하고 불편한 점이 있었다면 잊지 않도록 수첩이나 스마트폰에 저장해 두시고 진료나 약을 받으실 때 의사, 약사에게 말씀해 주세요. 병원이나 약국을 한곳 지정하여 이용하면 투약 정보 등을 체계적으로 관리할 수 있기 때문에 약물 알레르기를 예방하는 좋은 방법이 될 수 있습니다.

08

약 성분은 동일한 것을 먹었는데
알레르기 반응이 나타났어요

약사　미나 어머님, 약 나왔습니다. 미나가 오늘 열이 좀 났나 봐요? 해열제 처방이 나왔네요.

조제된 약을 보신 미나 어머님은 이내 미간을 찌푸렸습니다.

손님　처방이 세토펜으로 나왔나요? 타이레놀로 주셔야 하는데…….

약사　타이레놀과 세토펜은 동일한 아세트아미노펜 성분인데요? 무슨 문제가 있나요?

손님　이상하게 타이레놀을 먹일 때는 괜찮은데, 세토펜을 먹이면 두드러기가 나더라고요. 그래서 해열제 처방은 타이레놀로만 달라고 하고 있는데…….

약사　그래요? 성분이 같으니 약물 알레르기는 아닌 거 같은데요.

저는 다시 한 번 타이레놀과 세토펜 전 성분을 유심히 살펴보았습니다. 그리고 한 가지 다른 점을 발견했지요.

약사   아, 두 제품에 중요한 차이점이 있네요. 타이레놀에는 감미제로
     수크로스^{설탕}가 들어 있고, 세토펜에는 아세설팜칼륨이 들어 있
     네요. 혹시 미나가 과자 같은 걸 먹고 알레르기가 생긴 적이 있
     나요?

손님   맞아요. 과자를 잘못 먹으면 알레르기가 올라와요.

  식품 의약품 안전처는 2020년 "국민의 알 권리를 충족하고 정보의
투명한 공개를 강화하기 위해 의약품 전 성분 표시제를 본격적으로
시행한다."라고 밝혔습니다. 의약품 전 성분 표시제가 시행되면 주성
분뿐만 아니라 의약품을 만들 때 들어가는 첨가제까지 모든 성분을
표시해야 합니다.

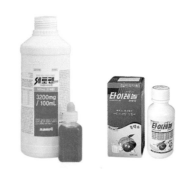

주성분은 같지만 첨가제가 다른 세토펜과 타이레놀

  새로 바뀐 의약품 정보 부분을 살펴보면, 약의 효능을 나타내는 것
은 '유효 성분' 항목에, 보존제는 '첨가제' 항목에, 그 외 맛을 내거나
점도를 늘리는 등의 용도로 사용되는 것들은 '기타 첨가제' 항목에 표
시해 놓았습니다.

제도를 바꾼 의도에 맞게 '유효 성분'과 '첨가제'를 한눈에 알아보기 편한 곳에 기입해 놓은 제품도 있지만, '유효 성분'은 정보 정면에 써 놓고 '첨가제'는 가장 뒤에 따로 기재하거나, 아예 겉 포장지에는 써 놓지 않고 속지에만 표시해 놓은 제품들도 있습니다. 눈여겨보지 않으면 어떤 성분들이 들어 있는지 알기 어려워요. 알 권리를 위해 전 성분 표시제가 시행된 만큼, 눈에 잘 띄는 곳에 표시해 주면 좋겠네요.

의약품에 첨가제는 왜 들어갈까요? 식품 의약품 안전 평가원 「의약품 첨가제 가이드라인」에 따르면 첨가제는 "제제에 함유한 유효 성분 이외의 물질로, 의약품의 유용성을 높이고 제제화를 용이하게 하면서 제제의 안정화를 도모하고 외관을 좋게 하는 등의 목적으로 사용되는 것", "그 제제의 투여량에서 직접적인 약리 작용을 나타내지 않고 안전하며, 그 제제의 치료 효과를 변하게 하거나 시험에 지장을 주지 않는 것"이라고 했습니다. 첨가제는 필요에 따라 부형제, 보존제, 완충제 등을 사용하게 됩니다.

의약품 첨가제로 사용되는 성분들은 굉장히 까다로운 심사 조건을 통과해야 합니다. 특히 앞에서 언급한 것처럼 유효 성분에 영향을 끼친다거나 건강에 유해 요소로 작용하게 된다면 사용하지 못하도록 허가 사항을 변경하기도 하죠. 지난 2015년 타르 색소가 어린이용 시럽제에 포함되어 논란이 일자, 식품 의약품 안전처에서 어린이용 시럽 소화제부터 점차적으로 사용 금지를 내린 것이 대표적 사례라고 볼 수 있겠습니다.

첨가제 유해성 논란은 아주 오래전부터 이어져 왔습니다. 흔히 아스파탐으로 알려져 있는 아스파르템은 대표적인 감미제로, 오랜 기간 유해성 논란에 시달리고 있는 성분입니다. 하지만 많은 소비자의 우려와 달리 전문가 대부분의 의견은 '안전하다'는 것입니다. 잉글랜드, 스코틀랜드, 웨일스의 공공 보건 서비스인 국민 보건 서비스HNS, United Kingdom National Health Service는 "아스파르템과 그 분해 산물을 포함한 성분에 대해 모든 가능한 과학적 연구를 철저히 검토한 뒤 전체 위험성 평가를 했지만, 현재 노출 수준에서의 섭취는 안전하다."라는 유럽 식품 안전청EFSA의 발표를 인용하며, 아스파르템이 유해성 물질이 아님을 언급하기도 했죠.

하지만 알레르기 반응이라면 이야기가 달라집니다. 첨가물이 대부분 합성 물질이기 때문에 몸으로 흡수되면 면역체가 이물질로 인식해 면역 반응을 일으킵니다. 특정 성분에 민감한 경우라면 그 반응이 격렬하게 나타나기도 합니다. 앞에서 언급했던 아스파르템도 알레르기 반응은 제법 나타나는 편입니다. 아스파르템이 호흡 곤란까지 일으키는 아나필락시스를 포함한 알레르기 반응의 원인이 된다는 연구 결과가 있기도 해요. 미나 어린이도 단맛을 내기 위한 첨가제인 아세설팜칼륨에 알레르기가 있었던 것이죠.

아세설팜칼륨은 막걸리, 과자, 음료 등에 많이 들어가는 첨가제로 만약 평상시 과자 등에 알레르기 반응이 있었다면, 알레르기 원인 물질로 약에 포함된 감미제를 의심해 볼 필요가 있습니다. 알레르기 반응은 얼마나 먹었느냐가 중요한 것이 아니라 섭취 여부 자체가 바로 지표가 됩니다. 특정 물질에 반응을 보인 적이 있다면 그냥 안 먹는 것이 최선입니다.

이런 의미에서 의약품 전 성분 표시제는 환자의 안전을 지키는 첫 걸음이 될 수 있습니다. 의약품에도 약효를 나타내는 '유효 성분'뿐 아니라 보조적 역할을 하는 '첨가제'도 다수 존재한다는 것을 꼭 기억해 주세요. 대부분 인체에 유해하지 않은 성분들로 구성되지만, 혹시 알레르기 반응이 일어날 수 있으니 복용 전에 꼼꼼히 체크하는 것도 잊지 마시고요. 만약 약을 드시고 이상한 반응이 나타났다면 반드시 의사, 약사와 상의하셔야 합니다.

+ DRUG INFORMATION

「식품 의약품 안전 평가원 첨가제 사용상의 주의 사항」 일부 요약

1. 대두유
대두유에 과민하거나 알레르기 병력이 있는 환자. 콩 또는 땅콩에 과민증이 있는 환자에게는 신중히 투여합니다.

2. 아황산수소나트륨
아황산 아나필락시스와 같은 알레르기를 일으킬 수 있으며, 일부 감수성 환자는 생명을 위협할 정도 또는 이보다 약한 천식 발작을 일으킬 수 있습니다. 일반 사람의 아황산 감수성에 대한 총괄적인 빈도는 알려지지 않았으나 낮은 것으로 보이며 아황산 감수성은 비천식 환자보다 천식 환자에서 빈번한 것으로 나타났습니다.

3. 월견초종자유 달맞이꽃종자유
발진 등 알레르기 반응과 복통이 나타날 수 있습니다.

4. 캐러멜
이 성분에 과민하거나 알레르기 병력이 있는 환자에게는 신중히 투여합니다.

5. 카세인 또는 그 염류
우유에 과민하거나 알레르기 병력이 있는 환자에게는 신중히 투여합니다.

6. 황색4호
이 성분에 과민하거나 알레르기 병력이 있는 환자에게는 신중히 투여합니다.

7. 황색5호
이 성분에 과민하거나 알레르기 병력이 있는 환자에게는 신중히 투여합니다.

09

여성이 아플 때는 여성 전용 진통제를
먹어야 하나요?

손님 안녕하세요. 이지엔6이브 하나만 주세요.

약사 안녕하세요. 생리통 때문에 드시나 봐요?

손님 아니요, 그냥 머리가 좀 아파서 먹으려고 하는데요. 왜요? 이지
엔6이브는 생리통에만 먹나요?

약사 당연히 아니죠. 두통에도 쓸 수 있어요. 평상시 생리할 때 붓거
나 통증은 없으세요?

손님 간혹 생리통이 있기는 한데, 붓지는 않아요.

약사 그럼 이지엔6이브 말고 진통제 단일 성분을 드시는 것이 더 좋
을 것 같아요.

손님 왜요?

약사 두 제품 다 진통제로 이부프로펜이 들어 있는데, 이지엔6이브
에는 이뇨제가 더 들어 있어요. 특별히 붓지 않는다면 이뇨제를
드실 필요가 없으니까요.

손님 아……, 이브라는 말이 있어서 여성에게 더 효과가 있는 건 줄
알았는데……. 아니었나 봐요?

일반 의약품은 소비자가 직접 선택해서 복용하는 약인 만큼 잘 선택할 수 있도록 세분화되어 있는 경우가 많습니다. 유명한 종합 영양제인 센트룸을 예로 들면 남성용은 맨, 여성용은 우먼, 고연령용은 실버, 어린이용은 키즈 등으로 나눕니다. 또 비맥스 액티브, 비맥스 메타, 비맥스 에버처럼 효과에 따라 약을 나누는 경우도 있습니다. 소비자 요구에 맞는 선택을 도와준다는 측면에서는 매우 긍정적인 변화이며 확장이죠.

이에 발맞춰 진통제 시장도 여성 전용을 표방한 진통제가 속속 출시되고 있습니다. 여성 전용 진통제 시장은 전체 시장 규모에 비하면 그리 큰 편은 아닙니다. 국내 진통제 시장 규모는 700~800억 원 규모인데, 여성 전용 진통제 시장 규모는 30~40억 원 정도로 비중이 낮습니다. 하지만 특정 성별에 타깃팅이 되어 있어 앞으로 성장 가능성은 매우 높다고 볼 수 있습니다.

진통제로 유명한 제품들은 거의 대부분 여성 전용 타이틀을 단 제품도 같이 출시되고 있습니다. 한국얀센의 타이레놀은 우먼스타이레놀, 대웅제약의 이지엔은 이지엔6이브연질캡슐, 삼진제약의 게보린은 게보린소프트, 녹십자 탁센은 탁센이브, 팜젠사이언스의 미가펜은 미가펜이브라는 명칭을 쓰고 있습니다. 대부분 우먼, 이브 등의 이름을 포함하고 있어 한눈에 봐도 여성을 위한 제품이라는 것을 알 수 있어요.

그런데 진통제이면 진통제이지 왜 여성 전용만 있고 남성 전용은 없을까요? 그것은 남성과 달리 여성은 한 달에 한 번 월경을 하는데, 이때 많은 여성들이 생리 증후군에 시달리고 있기 때문입니다. 생리 증후군은 생리 전후 기분 변화, 두통, 복통, 메스꺼움, 부종 등을 호소하는 증상인데, 전국 25~39세 여성 1,000명을 대상으로 설문 조사를 한 결과 "91.2%가 최근 1년간 생리통을 경험했다고 밝혔으며, 이들 중 52.6%는 심한 생리통을 겪고 있다."라고 응답했을 정도입니다. 즉, 여성 전용 진통제는 생리통을 개선하는 데 집중하고 있는 것이죠.

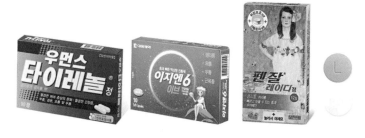

이뇨제 파마브롬이 포함된 여성 전용 진통제들

일반 진통제와 여성 전용 진통제 모두 아세트아미노펜이나 이부프로펜이 들어 있습니다. 차이점은 여성용에 파마브롬이라는 성분이 더 들어 있다는 것이죠. 파마브롬은 일반 의약품으로 허가되어 있는 이뇨제입니다. 신장으로 가는 혈액량을 늘리고 더 많은 혈액이 걸러질 수 있게 합니다. 또 나트륨의 재흡수를 막아서 수분이 보다 많이 빠져나갈 수 있게 만들어 주죠.

그렇다면 생리통약에 왜 이뇨제가 들어 있을까요? 생리 부종은 과도한 에스트로겐 자극 때문에 생깁니다. 에스트로겐은 신장에 작용해 수분과 나트륨 재흡수를 촉진합니다. 체내 수분이 많아지니 붓게 되죠. 몸이 전체적으로 붓기도 하지만 분비샘이 발달한 곳에 부종이 좀 더 잘 나타나기 때문에 가슴 팽창감, 압통, 하복부 팽만감 등이 생길 수 있습니다. 이런 증상은 보통 생리 시작 7~10일 전에 시작되어 생리가 시작되고 하루 정도에 사라져야 하는데, 견디기 어려운 정도이거나 생리 하루가 경과해도 지속적으로 나타난다면 약을 써서 증상을 조절하는 것이 좋습니다. 이때 파마브롬은 수분 배출을 촉진하기 때문에 아주 효과적으로 작용할 수 있겠죠. 파마브롬은 신장 질환이 있는 경우와 과민증이 있는 사람을 제외하고 거의 부작용이 없는 안전한 약물이기 때문에 더욱 쉽게 사용되는 것 같습니다.

하지만 특별히 붓는 증상이 없거나, 생리 증후군이 아닌 통증을 갖고 있다면 여성이라는 이유만으로 소위 여성 전용 진통제를 복용할 필요는 없습니다. 생리통이 생기는 원인은 프로스타글란딘이 과도하게 만들어지기 때문인데, 이것은 항염 진통제를 복용하는 것만으로도 충분히 완화시킬 수 있기 때문입니다. 수분이 정체되어 붓는 증상이 없다면 이뇨제 성분을 굳이 드실 필요가 없어요. 특히 방광이 예민한 분이라면 소변 횟수가 늘어나 더 불편할 수 있죠. 신장 질환이 있는 경우 복용하면 안 되고 혈압약, 심장약을 드시는 경우라면 약물 효과를 더욱 강하게 만들어 저혈압 등이 유발될 수 있어 주의해야 합니다. 몸에 수분이 부족한 사람이라면 더욱 복용하면 안 되겠죠. 이뇨제는 강제로 수분을 소변으로 내보내는 약이라는 것을 기억해야 합니다.

여성 전용이라는 문구는 뭔가 특별함을 나타내는 것 같습니다. 광고 역시 여성을 대상으로 만들기 때문에 더욱더 그런 인식이 생길 수 있어요. 하지만 약은 남성, 여성을 가려 만들지 않습니다. 나타나는 병증에 따라 만들 뿐입니다. 다만, 같은 통증 완화제라 하더라도 근육 이완제가 섞여 있거나, 진경제가 섞여 있거나, 이뇨제가 섞여 있는 차이가 있을 뿐이지요. 각 성분에 따라 효과적으로 사용하는 방법이 다를 수 있습니다. 광고에 나온 제품이라서, 입소문에 현혹되어서 약을 선택하는 것은 바람직하지 않습니다.

한편, 전에 복용하고 좋았던 약이라 하더라도 현재 상황이 달라졌다면 효과 또한 달라질 수 있으므로 사용하면 안 되는 경우가 있습니다. 이렇게 몸 상태 등이 달라졌다면 다른 성분을 사용했을 때 더 좋은 효과를 볼 수 있겠지요. 약을 구입할 때는 해당 성분이 지금 증상에 맞는지 전문가와 상의하는 것이 중요합니다. 이것이 마케팅을 따라 약을 선택하기보다 훨씬 유익하다는 것은 굳이 설명하지 않아도 될 테지요.

10

구내염에 알보칠을 발랐다가
구강 화상을 입었다고요?

약사   김민지 님, 약 나왔습니다. 어디 염증이 생겼나 봐요?

손님   입안에 염증이 심해서 병원 갔다 왔어요. 여기 보세요.

약사   어휴, 정말 염증이 크게 생겼네요. 오래되었어요?

손님   아뇨, 처음에 조그맣게 염증이 생겨서 알보칠을 발랐는데 무지
하게 아프더니 이렇게 구멍이 커져 버렸지 뭐예요.

약사   혹시 희석 안 하셨어요?

손님   빨리 나으려고 그냥 사용했는데요?

약사   환부뿐 아니라 주변 부위까지 바르시고요?

손님   네, 그럼 더 소독이 잘될 것 같아서……

약사   이건 구강 화상이에요. 약물에 의해 화상을 입은 것이죠.

손님   약을 발랐는데 화상을 입은 거라고요?

구내염은 누구나 한 번쯤 걸려 본 적 있을 거예요. 건강 보험 공단
자료에 의하면 2019년 구내염으로 진료를 받은 사람은 97만 1,503명
으로 매년 97~98만 명 수준을 유지하고 있습니다. 하지만 경미한 구

내염의 경우에는 진료를 받지 않고 일반 의약품으로 치료를 할 때가 흔하기 때문에 실제 환자는 훨씬 많을 것으로 예상하고 있습니다.

구내염에 사용하는 약은 가글액, 연고, 농축액 등 다양한 제형을 띠고 있지만, 가장 유명한 제품 하나만 들라면 역시 알보칠입니다. 2019년 매출 순위만 보더라도 처방하지 않는 약 중 알보칠이 1위를 달렸습니다. 아프니벤큐나 오라메디처럼 대대적인 광고를 하지 않는데도 잘 팔린다는 것은 그만큼 인지도가 높다는 것을 의미하죠.

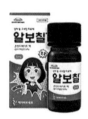

구내염 치료제 판매 1위 알보칠

구내염은 입안 점막에 발생하는 다양한 염증 증상을 통틀어 말합니다. 구내염이 발생하는 이유는 병원균 감염부터 영양 부족, 스트레스, 면역 체계 이상, 구강 건조증 등 다양하죠. 구내염은 보통 2주 이내에 자연 치료가 되는데, 증상과 치료 기간을 줄이고 2차 감염을 막기 위해 일반 의약품을 사용하는 것이 좋습니다.

그럼 알보칠은 어떤 방식으로 구내염을 치료할까요? 알보칠 효능은 항균 작용, 손상된 조직 제거, 지혈 작용 세 가지로 볼 수 있습니다. 알보칠이 구내염에 효과를 보이는 것은 바로 이 효과가 복합적으로 작용하기 때문이죠. 그중에서도 중요한 작용은 손상된 조직을 제거하는 것입니다.

알보칠의 주성분인 폴리크레줄렌은 강산성 유기물입니다. 단, 이 성분은 정상 세포에는 잘 반응하지 않고 손상된 세포에만 반응한다는 특징이 있어요. 폴리크레줄렌과 반응한 손상된 세포는 빠르게 제거되므로 새로운 조직이 올라올 수 있는 자리를 만들어 줍니다. 더군다나 항균 작용이 있기 때문에 상처 부위 감염을 막아 주기도 하죠. 강산성 성분이 환부에 닿기 때문에 강한 통증을 유발하게 되는데, 사람들은 흔히 알보칠을 바를 때 상처를 '지진다'고 표현하고는 합니다. 이는 아주 적절한 표현이라고 생각해요.

알보칠을 구내염에 쓴다고 한정해서 생각하는 경우가 많은데 실제로는 화상을 포함한 상처, 출혈 억제, 질염 등에도 다양하게 사용할 수 있습니다. 특히 지혈 작용이 있어 출혈이 있는 상처에 사용하면 살균 소독 및 출혈 억제에도 효과를 볼 수 있습니다.

알보칠은 효과가 좋은 만큼 사용법을 반드시 지켜야 합니다. 구내염에 사용할 때는 특히 더 주의해야 합니다. 현재 나오는 알보칠 농축액은 폴리크레줄렌과 물이 50:50으로 섞여 있는 희석액입니다. 구내염에 사용할 때는 폴리크레줄렌 원액을 50% 희석해서 사용하므로, 일반 의약품으로 나와 있는 제품은 희석하지 않고 바로 사용해도 됩니다. 단, 사용 후 자극감이 너무 심한 경우에는 알보칠과 증류수를 1:10 정도로 희석해서 사용해도 좋습니다. 소아의 경우에는 점막이 약하기 때문에 알보칠을 꼭 희석해서 사용해야 합니다. 알보칠을 바를 때는 면봉에 약을 적신 뒤 꼭 환부에만 찍어 바르도록 합니다. 이때 침은 거즈 등으로 닦아서 제거하는 것이 좋죠.

알보칠을 바른 뒤 시간이 지나면 환부가 하얗게 변하는데, 이것은 손상된 세포가 폴리크레줄렌에 반응해서 파괴되고 있는 것입니다. 다시 강조하자면, 알보칠은 꼭 환부에만 찍어 발라야 합니다. 정상 세포는 폴리크레줄렌에 반응하지 않는다고 했지만 지속적으로 폴리크레줄렌에 노출되면 점막 손상이 일어날 수 있습니다. 경북대학교 치의학 전문 대학원 정정우 등은 알보칠 오용으로 구강 궤양 발병 증례를 들면서 "약제의 부적절한 사용은 구강 점막의 화학 화상을 야기할 수 있다."라고 말하며 "환자에게 약제의 올바른 사용법을 교육해 약제의 오남용을 방지하여야 한다."라고 강조했습니다.

또 알보칠이 치아에 닿지 않도록 주의해야 합니다. 치아는 pH5.5 미만의 화학 물질과 접촉하면 부식이 일어난다고 합니다. 폴리크레줄렌은 pH0.6의 강산성이므로 희석된 제품이라 하더라도 치아를 부식시킬 수 있습니다. 알보칠을 사용한 뒤 이가 시린 증상이 생겼다면 치아 손상을 의심해 봐야 합니다. 일시적으로 발생한 것이 아니라 증상이 지속되거나 심하면 치과 치료를 받아야 할 수 있어요.

구내염을 치료하기 위해 알보칠을 사용할 때는 환부에 적용될 수 있는 양 정도만 적셔서 1일 2~3회 정도 사용하도록 해야 한다는 것을 꼭 기억해 주세요. 또 알보칠을 상처에 사용할 경우에는 환부를 세척, 건조한 뒤 희석액을 그대로 사용합니다. 환부에 도포한 뒤 2~3분 정도 유지하라고 되어 있으니 참고해 주세요. 지혈 목적이 아닌 상처 소독용으로 사용할 때는 원액을 10배 정도 희석해서 사용하면 좋다는 것도 참고해 주세요. 한편, 알보칠 용법 용량에 보면 질 세균 감염에도 사용할 수 있다고 나와 있는데, 이것은 폴리크레줄렌의 살균 소독 효과 때문입니다.

김민지 님 역시 알보칠을 환부보다 넓게 사용하면서 구강 점막이 손상된 경우라고 볼 수 있습니다. 이때는 가글액과 스테로이드 연고 등을 사용해서 치료해야 하므로 반드시 의사 진료를 받아야 합니다.

+ Drug Information

폴리크레줄렌 성분 구내염 치료제

다케다알보칠콘센트레이트액 한국다케다제약   립톡케어액 부광약품   알보제로액 일양약품
애니메디콘센트레이트액 경동제약   오라메칠액 동국제약   오라칠액 퍼슨
이반크린액 조아제약   페리터치액 녹십자

11

간 독성이 무서워서
타이레놀을 못 드시겠다고요?

손님   약사님, 안녕하세요. 타이레놀 있나요? 병원에서 백신 맞았는데, 열이 날지 모른다고 사 놓으라고 하더라고요.

약사   안녕하세요. 요즘 타이레놀이 완전 품귀 현상이네요. 아마 방역 당국에서 상품명을 지정해 줘서 수요가 갑자기 늘어난 것 같아요. 저희 약국에는 동일 성분 제제로 이지엔6에이스 연질 캡슐_{대웅제약}이 있어요.

손님   타이레놀 대신 복용해도 되나요?

약사   그럼요, 동일한 성분이에요. 백신 접종 이후 열이 날 때 사용하는데, 항염 효과가 없어서 면역 반응에 영향을 미치지 않는다고 해요.

손님   그런데 타이레놀 그냥 막 먹어도 돼요? 간 독성 있다고 위험하다고 하던데……. 먹지 말고 버틸까요?

약사   글쎄요. 그건 좋은 방법은 아닌 것 같아요. 1일 용량과 용법을 맞춰 드시면 간 독성은 크게 문제가 되지 않거든요. 그것보다 열나고 몸이 아픈 게 훨씬 안 좋을 것 같네요.

코로나-19 백신 접종을 본격적으로 시행하면서 일반적인 부작용이 알려지고 있죠. 열이 나고 몸이 아픈 증상이에요. 어떤 백신을 맞아도 이 반응은 나타나게 되는데, 면역 반응이 일어나면서 나타나는 자연스러운 현상입니다. 한림대 감염 내과 이재갑 교수는 한 유튜브 방송에 출연해 "아스트라제네카와 화이자 백신이 서로 다른 기술로 만들어진 만큼 반응이 나타나는 시기도 다르다."라며 "발열, 오한 등의 증상이 나타나는 것은 항체가 생성되는 당연한 반응"이라고 언급했어요. 이런 증상은 아나필락시스와는 전혀 다른 것입니다.

그럼 현재 접종 중인 코로나 백신이 유발하는 부작용은 어느 정도 보고되고 있을까요? YTN이 2021년 3월 13일 방송한 보도에 의하면 "백신 접종 후 이상 반응으로 의심되어 신고된 사례는 약 1.5% 정도인데, 이 가운데 99%가 근육통, 두통, 발열, 메스꺼움, 구토 등이었다."라고 합니다. 해외 사례도 언급했는데요. 프랑스 국립 의약품 건강 제품 안전청이 2021년 2월 19일 발표한 자료에 의하면 두통, 발열 등의 증상을 보인 환자의 72%는 24시간 안에 회복되었다고 합니다.

통계 자료만 보면 생각보다 이상 반응이 많지 않은 것 같지만, 주변에 접종한 분들의 이야기를 들어 보면 백신 접종 후 힘들었다고 말씀하시는 경우가 많았습니다. 신고 건수와 실제 체감 수치가 다른 것은 어지간한 증상일 때는 굳이 신고를 하지 않았기 때문인 듯합니다.

의협이 발표한 「대국민 권고안」에서 아스트라제네카 백신의 경우 접종 후 근육통의 빈도가 20~30%로 알려져 있다고 한 내용을 보면 발열 통증 부작용은 흔히 나타나는 것이 맞는 것 같습니다. 백신을 맞고 나서 발열(심하면 고열)과 근육통 등 몸살이 이틀 정도 나타나는 것은 당연하다고 봐야 할 것 같습니다.

이런 상황에서 요즘 구하기 힘든 약이 있습니다. 바로 타이레놀입니다. 이는 방역 당국과 대부분 언론에서 코로나-19 백신 접종 후 흔히 나타나는 부작용을 완화하기 위해서 타이레놀 복용을 권장하는 바람에 사람들이 타이레놀만 찾으면서 나타난 현상이죠.

사실 방역 당국이 타이레놀을 언급한 것은 특정 상품을 복용하라는 의미는 아니었어요. 실제 의도는 해열 진통제로 비스테로이드성 항염제^{NSAIDs, 항염 진통 해열제}를 복용하지 말고 아세트아미노펜^{파라세타몰, 해열 진통제}을 복용하라는 뜻이었습니다. 이것은 부루펜 같은 NSAIDs가 항염 효과로 면역 반응에 관여하면서 백신의 효과를 떨어뜨릴 수 있기 때문인데요. 아마 이해하기 쉽게 하기 위해 상품명을 언급한 것 같습니다. 하지만 타이레놀이 아니면 안 되는 것처럼 환자들이 이해하면서 약국에서 동일한 성분을 권해 드려도 이를 받아들이지 않고 거부하는 상황이 생기기도 했어요. 그래서 대한 약사회는 방역 당국에 "특정 제품을 언급하지 말아 달라."라고 요청하기도 했습니다.

아세트아미노펜을 복용하는 사례가 늘면서 또 하나 고민을 하는 경우가 있는데요. 바로 간 독성입니다. 아세트아미노펜에 있는 가장 심각한 부작용은 바로 스티븐스·존슨 증후군과 간 독성입니다. 그중 아세트아미노펜의 간 독성은 중간 대사 물질인 엔-아세틸파라벤조퀴논이민^{NAPQI} 때문에 발생합니다. NAPQI는 간에서 대사되어서 체외로 배출되는데, 만약 너무 많은 양이 생성되거나 간 대사 기능이 떨어진 상태에서는 문제가 됩니다. NAPQI는 독성이 강해서 간세포를 손상시킬 수 있기 때문입니다.

간에서 처리할 수 있는 아세트아미노펜 용량은 하루 4,000mg 이하이므로 1일 복용량을 초과하여 먹지 않도록 해야 합니다. 또 매일 3잔 이상 정기적으로 술을 마시는 사람은 간 대사 능력이 현저하게 떨어져 있으므로 복용 시 의사, 약사와 상의하도록 경고하고 있습니다. 약품 주의 사항에 나와 있지 않더라도 만성 간질환이 있거나, 항경련제·항균제·결핵약 등 간 효소 유도 약물을 복용하고 있거나, 오랫동안 금식을 한 경우에도 아세트아미노펜 독성의 영향을 받는 상황이 나타날 수 있기 때문에 복용 전 몸 상태가 좋지 않다면 반드시 전문가와 상의할 필요가 있습니다. 하지만 일반적인 용량 내에서는 간 독성이 나타나지 않다는 것이 전문가들의 견해입니다. 즉, 1일 한계 용량만 넘지 않으면 된다는 것이죠.

아세트아미노펜에 의한 간 독성 유발은 각 나라마다 사정이 다르기도 합니다. 한 보고서에 의하면 아세트아미노펜과 간 독성 인과율이 미국은 46%, 영국은 43% 정도로 매우 높지만 스페인 2%, 일본 0%처럼 거의 관계가 없는 나라도 있습니다. 즉, 의약품의 구매나 복용 형태에 따라서 독성을 나타내는 경우가 다르다고 볼 수 있죠.

국내 경우도 간 독성에 대한 보고가 아예 없는 것은 아닙니다. 한국 의약품 안전 관리원에 보고된 자료를 토대로 살펴보면 아세트아미노펜 관련 부작용 중 간 독성 관련 부작용은 2013년 2.4%, 2014년 1.6%, 2015년 1.88%로 매년 1~2% 정도 보고가 되고 있습니다. 하지만 대부분의 부작용이 어린이들을 중심으로 일어난 우발적 사고라는 점을 볼 때, 복용량에 대한 주의도 필요하겠지만 보관 중요성에 대한 인식 변화 역시 매우 필요한 실정입니다.

약 정보 부족도 문제입니다. 204명 성인을 대상으로 한 연구에 의하면, "건강한 성인이 하루에 복용할 수 있는 아세트아미노펜 용량을 알고 있는가?"라는 질문에 88.2%가 모른다고 대답했다고 합니다. 알고 있다고 대답한 사람들 중에서도 정확히 알고 있는 사람은 고작 3명에 불과했어요. 같은 연구에서 아세트아미노펜 부작용을 알고 있는 경우는 4.9%에 불과했으며, 감기약이나 복합 진통제에 아세트아미노펜이 함유되어 있다는 것을 모른다고 응답한 사람은 66.2%나 되었습니다. 이런 조사들을 통해 의약품 허용 용량에 대한 부주의로 인해 약물 사고가 일어나고 있음을 추측해 볼 수 있어요.

아세트아미노펜은 위장 장애와 신 장애가 적어 안전하게 사용할 수 있는 해열 진통제입니다. 정확한 용법과 용량을 지킨다면 말이죠. 이를 알기 쉽게 성인을 기준으로 했을 때 각 복용량을 정리해 보겠습니다.

1일 허용 복용량=4,000mg

- 타이레놀 500mg 하루 8정
- 타이레놀8시간^{이알서방정} 650mg 하루 6정
- 타미노펜연질캡슐 325mg 하루 12캡슐

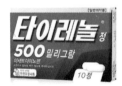 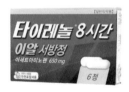

다양한 용량으로 출시된 타이레놀

생각보다 많지요? 실제로 타이레놀^{500mg} 포장지에 적힌 용법을 보면 1회 1~2정씩 1일 3~4회$^{4~6시간마다}$ 복용이 가능하다고 되어 있습니다. 즉, 용법과 용량을 지켜 복용하면 안전한 것이죠. 하지만 다른 감기약이나 진통제를 복용하고 있다면 그 약제들에 아세트아미노펜이 얼마나 포함되어 있는지 반드시 확인해야 된다는 것도 기억해 주세요. 또 앞서 말씀드린 것처럼 주기적으로 음주를 하고 있거나 다른 약물을 복용 중이라면, 영양 상태와 몸의 상태에 따라 간 독성이 유발될 수 있기 때문에 반드시 의사나 약사와 상의해야 합니다.

세상에 무조건 안전한 약은 없습니다. 그렇다고 이상 반응을 침소봉대해도 안 되겠죠. 적절한 약의 사용은 질병을 치료하고 예방해 줄 뿐 아니라 불편한 증상을 해소하는 데 큰 도움을 줍니다. 약은 사소한 사용 방법이라도 약사와 상의하시면 보다 안전한 방법을 찾을 수 있을 것입니다.

12

바르는 무좀약도
간에 부담이 되나요?

손님 "약사님, 무좀약 하나 주세요."

약사 "무좀에 걸린 지 오래되셨어요? 어느 부분이 주로 안 좋으세요?"

손님 "발가락 사이가 그런데요. 꼭 이맘때 증상이 나타나서 여름 내 내 괴로워요."

약사 "지간 무좀이군요. 가려움증이 심하지 않으시고요? 진물은요?"

손님 "가려움이 심하고 진물은 별로 없는 편이에요."

약사 "그럼, 가려움을 완화하는 성분이 포함된 크림 형태를 드릴게 요. 1일 1회 발을 깨끗이 씻고 새 수건으로 닦은 뒤 완전 흡수될 수 있도록 문질러 발라 주시면 됩니다."

손님 "무좀약은 시간 날 때마다 바르는 게 더 빨리 낫는 거 아니에 요?"

약사 "그렇지 않아요. 너무 자주 바르는 것은 별 도움이 안 돼요. 최 대 2회까지 바릅니다. 그보다는 정해진 기간까지 꾸준히 발라 주는 것이 중요해요."

손님 "아, 그럼 한동안 술도 안 먹고 조심해야겠네요. 무좀약이 간에 안 좋다는데, 이거 바르고 간 망가지는 건 아니겠죠?"

약사　"무좀 치료를 위해 금주하시는 것은 아주 좋은데요. 사실 바르는 무좀약은 간에 큰 문제를 일으키지 않습니다."

손님　"엥? 그래요?"

2020년 8월, 건강 보험 심사 평가원에서는 여름철 가장 많이 발생하는 피부 질환을 발표했는데요. 여름철에 주로 발생하는 피부 질환은 '헤르페스, 대상 포진, 무좀, 수족구병, 농가진, 땀샘 장애, 일광 화상'이라고 합니다. 그중 무좀이 전체 환자 수 약 72만여 명2019년 기준, 남성 환자 수 약 43만여 명으로 여성의 1.5배고, 20대와 30대 남성 환자 수는 각각 5만 3,295명여성의 2.6배, 6만 2,811명여성의 2.1배으로 '동일 연령대 여성의 2배 이상'이라고 해요. 무좀은 여름철에 많이 걸리고 남성이 여성보다 걸릴 확률이 높다는 것인데, 아무래도 생활 환경 차이가 원인일 가능성이 높아 보입니다.

여름은 비가 많이 내리고 높은 기온으로 땀이 많이 나기 때문에 피부 습도가 높아집니다. 특히 꽃샘추위까지 모두 지나간 봄부터는 본격적으로 외부 활동이 많아지면서 신발을 오랫동안 신고 있게 됩니다. 이때 신발 안에는 통풍이 잘 되지 않으므로 발 무좀에 걸릴 가능성이 높아지는 것이죠. 국민 보험 공단 통계에 따르면 무좀으로 진료를 받는 환자가 5월부터 늘어나기 시작해 7~8월에 연중 최고치를 보인다고 하는데, 약국에 무좀약을 사려고 내방하는 환자 또한 이 무렵이 가장 많기도 합니다.

무좀이 발생하는 원인은 진균 감염입니다. 곰팡이균은 어디에나 있으며 피부 저항력이 떨어지거나 온도, 습도 등 증식 조건이 맞으면 각질이 있는 피부에 감염이 됩니다. 잠복기와 착상기, 불응기, 퇴화기를 거쳐 감염이 진행되는데, 각질층에 침입한 곰팡이는 증식을 위해 단백 분해 효소를 분비해요. 이 효소들이 건강한 표피에 닿으면 알레르기 반응을 일으키는데 가려움과 염증을 심하게 유발합니다. 이후 피부 감염에 대항하는 면역 반응이 본 궤도에 오르면 감염증으로 발현한 증상이 완화되고, 퇴화기가 되면 자발적으로 증상이 사라지죠. 만성화된 환자의 경우에는 오히려 반응이 약하게 나타나기도 합니다. 이런 이유로 많은 무좀 환자가 증상을 대수롭지 않게 여기죠. 무좀균들은 각질이 떨어져 나올 때 붙어 나오는데, 다른 사람 피부에 붙어 전염됩니다. 무좀 환자 25~30%는 가족 중에 무좀이 있다고 합니다.

일반적인 발 무좀은 구분이 쉬워 많은 사람이 바르는 약을 사용하죠. 제약업계에 따르면 국내 무좀 치료제 시장은 약 3,300억 원 규모로 먹는 약과 바르는 약이 있지만, 먹는 약은 오랜 기간 먹어야 하고 복용할 때는 금주 등 주의 사항이 많아 갈수록 바르는 약으로 대체되고 있습니다. 갈수록 바르는 제제를 많이 쓰면서 용법과 주의 사항도 기억해야 할 부분이 많겠죠. 그중 요즘 가장 많이 사용하는 '원스^{1일} $^{1회 바르는 제형}$' 성분인 라미실$_{테르비나핀}$의 주의 사항을 알아보겠습니다.

라미실 크림은 도포했을 때 거의 전신 흡수가 되지 않고 대부분 피지와 피부에 분포됩니다. 그 때문에 전신 부작용은 거의 나타나지 않는다고 보면 됩니다. 또 1회 용량을 많이 바른다고 더 많이 흡수되는 것도 아닙니다. 같은 면적에 무좀약을 바른다면 양이 많다고 피부에

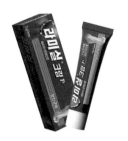

바르는 무좀약 라미실 크림

더 많이 흡수되는 것은 아니죠. 아름다운나라 피부성형외과 이상준 원장은 〈한국경제〉와 한 인터뷰에서 "연고는 많이 바른다고 해서 효과가 더 좋지 않다. 오히려 지나치게 많은 양을 바르면 흡수가 안 돼 치료에 방해가 될 뿐이다."라며, "튜브에서 5mm 정도 약을 짜냈다면 지름 5cm 가량의 환부에 고루 펴 바르면 된다."라고 언급했습니다. "연고 제형이라면 약간 번들해질 정도, 크림 타입이라면 흰색이 없어질 정도 바르라."라고 적정량도 말해 주었네요. 저는 환자분께 크림을 바르고 산뜻한 느낌이 들 정도가 적당한 양이라고 말씀드리고 있습니다. 때로는 바르고 난 부위에 티슈 한 장 부착될 정도면 적당하다고 말하기도 해요. 다시 한 번 말하지만 무좀 외용제는 듬뿍 바른다고 효과가 더 좋아지는 것이 아닙니다. 보통 1일 1회 바르지만 증상이 심할 때는 1일 2회 바르도록 합니다. 무좀약은 무좀균이 있는 진피층까지 흡수되어야 합니다. 바르기 전 발을 깨끗하게 씻어 피부에 부착된 노폐물을 제거하고 피부 장벽을 느슨하게 하면 더욱 흡수를 높여 효과를 증가시킬 수 있다는 것도 기억해 두면 좋아요.

라미실 크림을 사용할 때 가장 주의해야 할 점은 바로 적용 기간입니다. 보통 환자들은 무좀 증상이 없어지는 것 같으면 약 사용을 중단하는 경우가 많아요. 매일 발라야 하는 귀찮음도 약 사용을 중단하는 큰 이유라고 하네요. 하지만 증상이 없어진 것 같아도 실제로는 무좀균이 남아 있을 때가 많아 금방 재발하게 됩니다. 따라서 특별한 증상이 보이지 않더라도 사용 기간에 맞게 지속적으로 발라 줘야 합니다.

+ TIPS

족부백선: 1~4주, 지간형은 1주
체부백선, 완선: 1~2주
* 임신부나 수유부는 사용하지 않는다.
* 테르비나핀은 유·소아에게 사용하지 않는다. 일주일 동안 항진균제를 사용했는데 반응이 없거나 증상이 더 심해지는 경우와 치료 기간 동안 항진균제를 적용했는데 증상이 치료되지 않는 경우는 반드시 전문의 진료를 받는다.

라미실 크림을 바르고 가장 흔히 나타나는 부작용은 바로 피부 자극입니다. 특히 점막에 바르면 자극감이 더욱 심해지기 때문에 눈이나 질, 남성 성기, 손톱, 입 주위, 두피에는 사용하면 안 됩니다. 피부가 벗겨지거나 가려움 등도 나타날 수 있는 부작용 증상이에요. 크림을 바른 뒤에는 손을 깨끗이 씻어 주세요. 약이 묻은 채로 눈을 만지거나 입 근처에 댈 수 있기 때문입니다. 테르비나핀뿐 아니라 라미실에 포함된 벤질알코올 역시 피부 자극에 원인이 되므로 지속적으로 사용할 때는 피부 상태를 주의 깊게 관찰해 줘야 합니다. 만약 증상이 나타나는 경우 약을 중단하고 의사, 약사와 상의해 주세요.

간혹 가족 중 영·유아가 있는 경우 라미실 크림을 바른 부위에 아이가 접촉하지 않도록 주의해야 합니다. 피부를 통해 흡수되기도 하지만, 아이들은 무의식적으로 손을 비롯한 물건을 입에 넣는 습성이 있기 때문입니다. 테르비나핀은 모유 중 분비될 수 있기 때문에 수유기에는 사용하지 않습니다.

마지막으로 라미실 크림을 바른다고 해서 전신 부작용은 거의 생기지 않는다는 것을 기억해 주세요. 라미실 크림을 바른 뒤 혈장 농도를 측정했는데, 거의 성분이 나타나지 않았다는 연구 결과는 외용제 사용이 매우 안전한 것임을 말해 줍니다. 무좀약을 사용하면 무조건 간에 좋지 않다고 알고 있는데 국소 외용제, 특히 크림 제형을 사용한다면 크게 걱정하지 않아도 됩니다. 다른 약물과 상호 작용도 거의 나타나지 않기 때문에 꾸준하게 외용제를 쓴다고 너무 걱정하지 않으셔도 된다는 것이죠. 단, 매우 넓은 부위나 화상, 상처 부위에 라미실 크림을 바르게 되면 전신 부작용이 나타날 수도 있습니다.

약을 사용하는 경우 일반적인 부작용이라고 하더라도 제형에 따라 전혀 나타나지 않거나 생각하지도 못한 반응이 나타나기도 해요. 어떤 약이든 사용 전 전문가와 상의하는 것이 보다 안전하게 복용할 수 있는 방법입니다.

13

코 막힐 때 뿌리는 비강 분무액은
사용 기간을 지켜 주세요

약사   "김효정 님, 약 나왔습니다. 오늘은 나조넥스 나잘스프레이를 처방받으셨네요. 비염 있으신 거죠?"

손님   "네, 이 계절만 되면 코 때문에 고생하네요."

약사   "사용법은요……."

    2개월 후 김효정 님이 다시 방문하셨어요.

손님   "약사님, 지난번 사 갔던 코에 뿌리는 거 하나만 주세요."

약사   "아, 나조넥스 나잘스프레이 말씀하시는 거죠? 그건 전문 의약품이라서 처방이 꼭 필요해요."

손님   "그래요? 지난번 약이 다 떨어져서 코에 뿌리는 약 사서 썼는데 그게 다른 것이었나요?"

약사   "혹시 오트리빈 쓰셨어요?"

손님   "그런 거 같아요."

약사   "오트리빈은 혈관을 수축해서 코 막힘을 완화하는 약이에요. 나조넥스와는 성분이 전혀 다르죠. 오트리빈은 사용 기간도 정해져 있어 계속 쓰시면 안 돼요."

"그래요? 코가 뻥 뚫어져서 좋다고 계속 썼는데…… 그럼 안 되는 것이었군요?"

콧물과 코 막힘 증상이 있을 때 코에 뿌려 사용하는 제제는 크게 스테로이드 비강 분무액, 비충혈 제거제, 식염수또는 멸균등장해수제, 비만세포 안정화제 등 총 네 가지입니다.

이 중 비염으로 코 막힘이 있을 때 신속한 효과를 보이는 제제는 스테로이드 비강 분무액과 비충혈 제거제죠. 스테로이드 비강 분무액은 비강 점막에 염증과 알레르기 반응을 억제해서 비염 증상을 완화합니다. 효과가 나타나기까지 3일 정도 걸려서 지속적으로 사용하는 것이 중요합니다. 한번 효과가 나타나기 시작하면 증상 개선도 확실해져서 가장 많이 사용하는 비강 분무제입니다.

비충혈 제거제 또한 많이 사용하는데요. 비강 점막 혈관을 강하게 수축시켜 부기를 완화해 코 막힘을 신속하게 개선해 줍니다. 코가 너무 막혀 숨쉬기 어려운 사람도 이 성분을 사용하면 쉽게 증상이 완화되지요. 약국에 방문한 어떤 환자는 이 제제가 없으면 숨을 쉴 수 없다고 하면서 극찬하기도 했습니다.

비충혈 제거제에 사용되는 성분은 페닐에프린, 나파졸린, 자일로메타졸린, 옥시메타졸린 등 네 종류입니다. 이 중에서 가장 유명한 성분은 자일로메타졸린오트리빈입니다. 5~10분 내로 효과가 빨리 나타나며 10시간 정도로 지속 시간이 길기 때문입니다. 자일로메타졸린

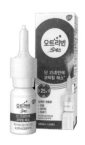

비충혈 제거제 중 가장 유명한 성분이 포함된 오트리빈

은 함량에 따라 사용 연령이 다른데요. 0.05%는 2세 이상에게 투여 가능하며 0.1%는 12세 이상에서 사용합니다.

그런데 필자의 약국에서는 이 비충혈 제거제를 쉽게 구입할 수 없습니다. 소비자에게 사용 시 위험성을 2~3회 알리고 정확한 사용법을 인지했을 때만 판매하기 때문입니다. 효과도 좋고 비교적 어린 나이부터 사용할 수 있는 약을 왜 이렇게 까다롭게 판매하고 있을까요? 그것은 비충혈 제거제가 갖고 있는 '약물유발비염반동성비염' 가능성 때문입니다.

앞서 말씀드린 것처럼 비충혈 제거제는 비강 점막 혈관을 수축시켜 효과를 나타냅니다. 전신으로 흡수되는 경우는 드물기 때문에 고혈압, 녹내장 등 다른 부작용이 나타날 가능성은 적습니다. 하지만 혈관에 직접 작용하면서 나타나는 구조적 변화 때문에 난치성비염을 유발할 수 있는 것이죠. 아직 정확한 기전이 알려지지는 않았지만 다음과 같은 네 가지 이유 때문에 나타난다고 합니다.

1. 지속적인 혈관 수축으로 인해 코점막의 혈액 순환이 저하되면서 조직이 부어오릅니다.
2. 혈관 수축 약물에 내성이 생기고 반동성 충혈이 생기게 됩니다.
3. 약물 사용으로 인해 혈관 투과성과 부종이 증가합니다.
4. 수축 이후 반동성 혈관을 확장시키는 반응이 보다 오래 지속됩니다. 이 때문에 약물을 사용한 뒤 시간이 지나면 더욱더 코가 막히는 현상이 나타나기도 합니다.

이처럼 비충혈 제거제는 약물을 직접적으로 코점막에 적용함으로써 즉각 효과가 나타난다는 장점이 있지만 약물유발비염을 유발하는 치명적인 단점이 있습니다. 하버드대학교 의과대학 교수인 랠프 맷슨은 『축농증 이겨내기』에서 비강 분무형 충혈 제거제의 중요한 단점은 "오랜 기간 사용하다 끊으면 코 막힘이 다시 생기는데 이번에는 처음 분무제를 쓰기 시작한 때보다 더욱 심하다는 것"이라며 "비강 분무제는 2~3일 이상은 쓰지 않으며 만성이 아닌 급성감염 시에만 사용한다."고 언급했습니다.

혈관 수축제만 약물유발비염을 일으키는 것이 아닙니다. 보존제로 포함된 염화 벤잘코늄 또한 유발 요인이 되지요. 염화 벤잘코늄은 점막 부종을 유발해서 비염 증상을 악화시킬 수 있습니다.

이런 약물유발비염 발생 빈도는 어느 정도 될까요? 리차드 럭키는 한 기고글에서 이비인후과 또는 알레르기클리닉 방문자 중 1~9% 정도 유병률을 보일 만큼 흔한 증상이라고 말했습니다.

그렇다면 비충혈 제거제를 어느 정도 사용하면 증상이 나타날까요? 빠르면 3일 만에도 증상이 나타날 수 있으며 4~6주 사용하면 나타난다는 보고도 있습니다.

국내 식품 의약품 안전처 허가 사항에는 3일 사용해도 증상이 나아지지 않는 경우 사용을 중단하고 7일 이상 사용하지 않도록 규정하고 있지요. 사용 횟수도 정해져 있는데요. 오트리빈의 경우 1일 3회를 넘지 않도록 하며, 적어도 3시간 이상 간격을 두고 사용해야 합니다.

또 비강 외에 눈에 들어가게 되면 부작용을 유발할 수 있어 분사 시 주의해야 하며 손에 묻었을 때 눈을 비비거나 무심코 입에 손을 넣지 않도록 해야 합니다.

코 막힘은 너무 괴로운 증상입니다. 코로 숨을 쉬지 못해 입으로 숨을 쉬면 구강이 건조해지고 병원균 감염 위험이 증가할 수 있죠. 폐로 유입되는 공기의 온도와 습도가 조절되지 않아 폐와 기관지 건강에도 매우 좋지 않은 영향을 끼치게 됩니다.

코를 시원하게 뚫어 주는 약 효과를 느끼고 나면 쉽게 끊을 수 없습니다. 하지만 쓰면 쓸수록 코 막힘이 심해져 나중에는 하루에 수십 번 사용하는 경우까지 본 적도 있습니다. 금단 증상이 심하고 한번 유발되면 그 치료 기간이 매우 길게 소요되는 난치성 질환 약물유발 비염. 비충혈 제거제는 효과가 좋더라도 사용법을 지키는 것이 무엇보다 중요하며, 이는 필자가 비충혈 제거제를 까다롭게 판매할 수밖에 없는 이유이기도 합니다.